indayi
i
edition

Mit der technischen und industriellen Entwicklung sind viele neue Krankheiten entstanden und manche alten Krankheiten sind aggressiver und gefährlicher geworden. Auf der einen Seite kann man heute viele Krankheiten heilen, aber auf der anderen Seite haben Menschen noch mehr Krankheiten „erfunden". Wir leben heute ungesünder als die Menschen vor uns.

Besuche uns im Internet:

www.indayi.de

indayi edition

Bibliografische Information der Deutschen Nationalbibliothek:

Die Deutsche Nationalbibliothek verzeichnet diese Publikation in der Deutschen Nationalbibliografie; detaillierte bibliografische Daten sind im Internet über http://dnb.d-nb.de abrufbar.

Oktober 2019

Umschlaggestaltung, Satz und Lektorat: Birgit Pretzsch

Printed in Germany

ISBN-13: 978-3-947003-76-1

Tabou Banganté Blessing Braun

KRANK – FETT – DUMM – KAPUTT

durch Ernährung

Welche Lebensmittel verursachen welche Krankheiten?

„Weißmehl und Zucker machten mich psycho, blöd und depressiv – meine Selbsterfahrung"

Aus der Erfolgsreihe

Das sagt dir kein Arzt

Über den Autor

Tabou Banganté Blessing Braun ist ein freier und unabhängiger Denker und investigativer Autor, der gerne über schwierige und unbeliebte Themen schreibt. Mit seinem gesammelten, geballten Wissen, seinen Forschungen und Selbstexperimenten bringt er seine Leser und die Welt ein Stückchen weiter, macht sie gesünder und glücklicher. Er ist spezialisiert auf Schwierigkeiten und Probleme in den Bereichen Job und Karriere, Beziehung und Familie, Lebensplanung, Gesundheit, psychische Blockaden und vielen mehr. Er berät und begleitet Menschen, damit sie erfolgreich wachsen und mit ganz einfachen, leichten, genialen innovativen Techniken und Tipps ihr Leben meistern können. Seine Bücher bringen jeden, auch resistente Skeptiker, weiter.

Der Überallbürger, wie er sich nennt, wohnt und lebt in Deutschland und flirtet gerne mit der Stadt der Wissenschaften Darmstadt.

Sein unverwechselbarer Schreibstil, geprägt von seiner afrikanischen und französischen Muttersprache, ist sein Erkennungsmerkmal und wurde im Text erhalten und nur behutsam lektoriert.

Braun arbeitet nach der erfolgreichen, von Dantse Dantse entwickelten DantseLOGIK.

DantseLOGIK™
Meistere dein Leben

DantseLOGIK™
Meistere deine Beziehung

DantseLOGIK™
Meistere deine Familie

DantseLOGIK™
Meistere dein Gewicht

DantseLOGIK™
Meistere deine Gesundheit

DantseLOGIK™
Meistere deine Karriere

DantseLOGIK™
Meistere deine Kommunikation

DantseLOGIK™
Meistere deine Krise

DantseLOGIK™
Meistere deinen Stress

DantseLOGIK™
Meistere deine Männlichkeit

DantseLOGIK™
Meistere deine Weiblichkeit

Coaching, das wie Magie wirkt —
das ist das Motto der

DantseLOGIK™
Meistere dein Leben

- DantseLOGIK™ - Logik, die Wunder wirkt.
- DantseLOGIK™ - Logik, die bewegt.
- DantseLOGIK™ - Logik, die glücklich macht.
- DantseLOGIK™ - Die Kraft zum Erfolg.
- DantseLOGIK™ - Heilt. Wirkt. Garantiert.

KRANK – FETT – DUMM – KAPUTT

durch Ernährung

Vorwort: Schlechte Ernährung, kranker Körper: Wie die heutige Ernährung unserer Gesundheit schadet

Seit Jahren beschäftige ich mich mit dem Zusammenhang zwischen Krankheit und Lebensmitteln. Inspiriert von meinen Erkenntnissen und Kenntnissen aus Afrika, die ich in vielen Lehren erworben habe, von meinen eigenen Erfahrungen und Experimenten, von wissenschaftlichen Studien und Forschungen und von Erfahrungen aus anderen Teilen der Welt, habe ich mich entschieden, dieses Buch zu schreiben, um möglichst vielen Menschen aufzuzeigen, dass viele Beschwerden direkt aus unserer schlechten Ernährung resultieren.

Dieses Buch ist fast ein Selbsterfahrungsbericht, denn der Autor muss mit gutem Beispiel voran gehen. In den letzten 20 Jahren war ich nur ca. 5 Mal beim Arzt und fast jedes Mal ging es nur um meine Leiste. Ich habe in dieser Zeit auch nicht eine einzige Tablette genommen.

Ich bin Anfang fünfzig und fühle mich wie ein 25-jähriger starker Mann.

Ich lasse mich regelmäßig untersuchen, einfach, um zu wissen, wie es um mich steht und in welchen Bereichen ich mich verbessern sollte. Bei meinem letzten Check war mein Arzt über meine Werte erstaunt. Alles im grünen Bereich. Er meinte ich hätte die Gesundheit eines Mittzwanzigers: Muskeln und Nervenfunktionen seien hervorragend. Er selbst ist 10 Jahre jünger als ich, sieht aber 5 Jahre älter aus. Dies ist bis jetzt allein durch die Natur möglich und Lebensmittel sind unsere besten Freunde aus der Natur. Viele Menschen, die ich ganzheitlich berate (denn die psychische Hygiene spielt auch eine Rolle), konnten ihre chronischen Krankheiten verschwinden sehen.

In diesem Buch erhältst du Hinweise und genaue Erklärungen, wie und warum die Ernährung deinen Körper schädigt und dich krank macht. Dieses Buch ersetzt auf keinen Fall ärztliche Konsultationen und Arztbesuche, aber es hilft dir, besser zu verstehen was in deinem Körper passiert, Krankheiten effektiver vorzubeugen, und medizinische Therapien wirkungsvoll zu unterstützen. Es gibt dir wieder ein schönes Gefühl, stärkt dein Selbstvertrauen und fördert einen besseren Kontakt zu dir. Denn die Natur bist du und du bist die Natur. Wer sich gut kennt und sich gut versteht, lebt gesünder, glücklicher und friedlicher, so sagt ein afrikanisches Sprichwort.

In der modernen Schulmedizin und in der Fachwelt werden Krankheiten, ihre Ursachen und ihre Behandlung oft anders erklärt und behandelt, als man dies aus ganzheitlicher Sicht tut. Die Fachwelt versucht, Krankheiten lokal aufzufassen. Aus ganzheitlicher und natürlicher Sicht betrachtet man den gesamten Organismus und selten nur einzelne Symptome. Während zum Beispiel die Schulmedizin die schwache Potenz mit Medikamenten (die noch weitere Nebenwirkungen mit sich bringen) zu stärken versucht, ohne dem Patienten abzuraten, sich weiterhin schlecht zu ernähren und ungesund zu leben (Alkohol, Milchprodukte, Fertigprodukte, Limonaden, Zigaretten, Sportmangel usw.), zielt die natürliche Methode darauf ab, den gesamten Organismus wieder in sein gesundes Gleichgewicht zu bringen. Im Fall dieser Person, die an schwacher Potenz leidet, würde nicht nur die Potenz angeschaut werden, sondern auch die ganze Lebensführung. Vielleicht würde schon das Abstellen der schlechten Ernährung ausreichen. Den Menschen kann man nicht trennen, nicht seine einzelnen Teile voneinander, nicht von der Gesellschaft, in der er lebt, nicht von der Natur, denn er ist ein Teil von ihr und das bedeutet, man kann ihn nicht trennen von seinem Lebensumfeld, seinen Gedanken, von dem, was er isst, trinkt und atmet. Daher wirken viele natürliche Methoden manchmal schon seit langer Zeit, obwohl die Schulmedizin erst jetzt gewisse Zusammenhänge herausfindet.

Ich erweitere dein Wissen und bereichere dich mit sehr vielen neuen Informationen und mit exklusiven Erkenntnissen über Stoffe und Lebensmittel, wie selten ein Autor zuvor.

Dieses Buch ist einfach geschrieben und für jeden leicht zu verstehen; hier findest du viele nützliche und ausführliche Informationen an einem Ort versammelt:

- Warum Milchprodukte, Zucker und Weizen Feinde unserer Gesundheit sind.
- Welche Getränke unseren Körper schädigen.
- Vitamine und Mineralstoffe: welche Auswirkungen Mängel haben.
- Zusatzstoffe (Konservierungsstoffe, Farbstoffe, usw.) in Lebensmitteln, sortiert danach, wo man sie findet und was sie verursachen.
- Gifte und Chemikalien in Lebensmitteln und Gegenmaßnahmen.
- Freie Radikale.
- Eine Auflistung, welche Lebensmittel welche Krankheiten fördern.
- Und vieles mehr.

Das Buch ist absichtlich frei von komplizierten Fachwörtern und Fachdefinitionen, die sowieso niemand richtig versteht, damit du direkt, ohne viel zu überlegen, handeln kannst und verstehst, was dir schadet. Ein Handbuch für jede Frau und jeden Mann, damit du selbst weitersuchst und verstehst, wie sehr das, was du isst, deine Gesundheit bestimmt.

Diese Mischung aus eigener Erfahrung, Wissenschaft und Kenntnissen aus Afrika macht dieses Buch zu einem perfekten Einstieg in ein gesundes Leben.

Über meine Philosophie und meine Arbeitsweise

Schon lange beschäftige ich mich mit Dantse Dantses Werken und vor allem seinen Ansätzen zum Coaching und zur therapeutischen Lebenshilfe. Die von ihm entwickelte DantseLOGIK, die sich auf alle Bereiche des privaten und beruflichen Lebens anwenden lässt hat mich nachhaltig beeindruckt und ich bin selber darin ausgebildet, diese anzuwenden. Zum besseren Verständnis dieser innovativen Methode und ihrer Hintergründe zitiere ich hier mit freundlicher Genehmigung einen Auszug aus Dantse Dantses Ratgeberreihe „Dantselog" (zum Beispiel Band 1 **DANTSELOG – Die revolutionäre Selbst-Dialog-Kommunikations-Technik zum Lösen von Problemen. Teil 1: Die Dantselog-Lehre**, ISBN 978-3-947003-26-6).

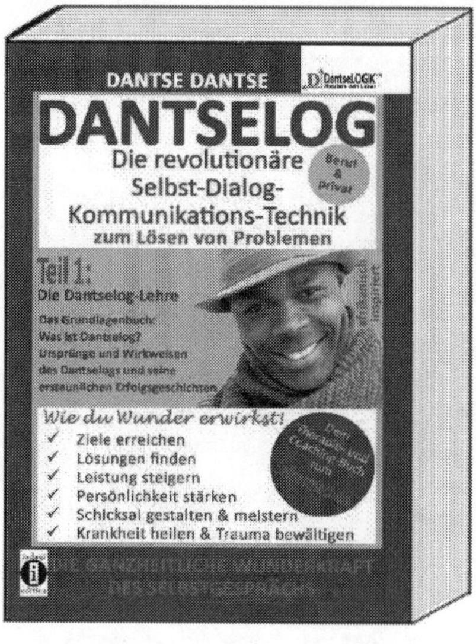

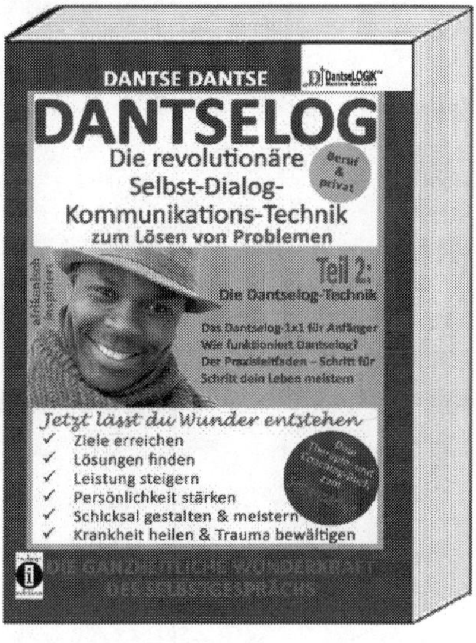

Beginn des Auszugs

Die Besonderheit meiner Bücher und meiner Wissenslogik: Warum helfen meine Bücher so sehr?

Alleinstellungsmerkmal: Meine Bücher sind nicht konventionell wissenschaftlich, sondern natürlich

Direkt auf den Punkt kommen, ohne das Buch durch viele Fachbegriffen aufzubauschen, im Versuch es aufzuwerten. Das ist es, was meine Leser wollen. Sie wollen Tipps, die man sofort anwenden kann, ohne dass man beim Lesen selbst schon wieder Stress hat den Inhalt zu verstehen. Die meisten Menschen wissen selbst schon sehr gut, was mit ihnen los ist, an welcher Krankheit sie leiden. Was ihnen fehlt, sind **Lösungen, die wirklich helfen** können. Sie wollen praktische Bücher und weniger Erklärungen, Definitionen und wissenschaftliche Studien, die man heute mit Google überall lesen kann (viele davon sind sowieso manipuliert – lies das Kapitel. „Das Geschäft mit den wissenschaftlichen Studien"). Da ich kein Arzt bin, passt diese Bitte und dieser Wunsch meiner Leser sehr gut zu meiner Philosophie:

Bücher, die wie Sofort-Medikamenten sind!

Meine Bücher sind wie sofort wirkende Medikamente oder Therapien - warum?

Ich werde dich in diesem Buch nicht belästigen mit vielen Fachbegriffen, komplizierten wissenschaftliche Demonstrationen, Beweisen, Erklärungen und Zusammenhängen, die viele Autoren benutzen, um ihre Bücher aufzuwerten. Wenn du zu einem behandelnden Therapeuten gehst (sei er Schulmediziner oder alternativer Heiler), interessieren dich weniger die wissenschaftlichen Studien oder Fachpublikationen über eine Krankheit, die du hast oder vor der du dich schützen willst. Dich bringt es weiter, dass der Arzt/Heiler das richtige für dich tut, damit du geheilt oder geschützt bist, ohne dass er dich mit vielen Erklärungen noch mehr durcheinanderbringt. Deswegen nennt man den Ort, an dem sie dich behandeln, „Praxis". Das ist griechischen Ursprungs und bedeutet *Tat, Handlung, Verrichtung*, aber auch *Durchführung, Vollendung und nicht Diskussion, Gerede, Schule, Lernen* usw. … Ja, es geht darum, dass du dort bekommst, was dir hilft.

GENAUSO SIND MEINE BÜCHER. SIE KOMMEN BEI DEN LESERN GUT AN, WEIL ICH IN EINER „EINFACHEN" UND DEUTLICHEN SPRACHE BEDEUTENDES WISSEN ZUR VERFÜGUNG STELLE, DAS IHNEN DIREKT HILFT.

Zum Beispiel schrieb mir eine Leserin mit einem total kaputten Immunsystem, dass sie die Sauce DIFO – DANTSE IMMUN FORTE aus meinem Buch „Am Anfang war der Darm“ (ISBN 978-3-947003-12-9) verwendet habe und ihr Immunsystem innerhalb von 3 Wochen viel stabiler geworden sei. Das bestätig, dass es richtig ist, dass ich allen Menschen diese Gesundheitsinformationen zur Verfügung stelle. Wenn ich der Meinung bin, dass Quelleangaben wichtig sind, dann nenne ich die Quellen. Aber im Allgemeinen sind sie mir nicht wichtig, weil viel von dem Wissen, das ich hier weitergebe, kann ich nicht wissenschaftlich belegen. Ich habe es bei meinen Lehren in Afrika und auf anderen Wegen gewonnen. Nicht umsonst suchen mich immer öfter Fachleute auf, um das eine oder das andere von mir zu lernen, weil sie es in einem meiner Bücher gelesen haben oder ihre Patienten voller Begeisterung über mich gesprochen haben.

In diesem Sinne sind meine Bücher zu verstehen und zu „verkosten“. Wer wirklich tiefer und wissenschaftlicher in ein Thema einsteigen möchte, kann dies gerne mit anderen Büchern von Fachautoren tun. Dort bekommt man dann detaillierte wissenschaftliche Erkenntnisse.

AUS DIESER LOGIK HABE ICH MICH NUN ENTSCHIEDEN EINE GANZE REIHE VON BÜCHERN ZUR SELBSTHEILUNG ZU SCHREIBEN, DIE ICH „SELBSTHEILUNG MIT DEM CHARME DER DANTSELOGIK“ NENNE.

DantseLogik:
Es gibt keine Wunder, keine Magie, sondern nur Phänomene, deren Ablauf wir nicht verstehen

Wie zu jedem Topf ein Deckel passt, so gibt zu jedem Problem immer eine Lösung.

DantseLogik – die Welt der Lösungen:

DantseLogik – Logik, die Wunder wirkt.

DantseLogik – Logik, die bewegt.

DantseLogik – Logik, die glücklich macht.

DantseLogik – die Kraft zum Erfolg.

DantseLogik – heilt. Wirkt. Garantiert.

DantseLogik – berührt Herzen.

DantseLogik – öffnet die Augen.

DantseLogik – erweitert den Horizont.

DantseLogik – beeinflusst das Leben.

DantseLogik – löst Probleme.

DantseLogik – beseitigt Sorgen und Ängste.

DantseLogik – macht glücklich.

DantseLogik – sieht in allem die Möglichkeiten, das Gute, die „Chance“.

DantseLogik ist die Lehre, nach der alles zusammenhängt, nichts zufällig ist, alles eine logische Erklärung hat, die wir nur manchmal nicht imstande sind zu verstehen. Findet man die Logik hinter einer Sache, lässt dies die Macht, welche diese Sache über uns hat, verschwinden und Lösungen kommen nun einfacher bzw. können einfacher gefunden oder gesehen werden. DantseLogik ist eine Logik, die dich und die Welt der Lösungen verändert. Alles was dir passiert, konkurriert nur um dein Wohlergehen.

Wissen vertreibt Wunderglaube, da Wissen Wahrheit ist

Die DantseLogik ist die gesamte Logik meiner Lehre, meiner Philosophie, die zeigt, wie man durch Logik Dinge und Phänomene, die als Wunder bezeichnet werden, entzaubert und die Struktur und Logik dahinter versteht. Viele Menschen glauben an **Magie oder an Wunder**: DantseLogik, die von mir entwickelte therapeutische Lehre, demonstriert, dass es aber keine Wunder, keine Magie, keine Zauberei gibt, sondern nur Dinge, deren Vorgang die große Mehrheit von uns nicht imstande sind zu verstehen, weil wir das nötige Wissen nicht haben.

DantseLogik ist eine Lehre des Wissens, nach der alles zusammenhängt und mit dem Umfeld und der Umwelt verbunden ist. Nichts passiert isoliert, zufällig oder einfach so. Alles hat eine logische (biologische, mathematische, physikalische, spirituelle) Erklärung. DantseLogik macht es möglich, dass du **dich selbst therapieren und coachen kannst** und Erfolge erreichst, die man als unmöglich abgestempelt hätte. DantseLogik lässt dich „unmögliche" Ergebnisse schaffen, weil du nicht weißt, dass sie unmöglich sind. Gerade, weil du nicht mehr weißt, dass es unmöglich ist, wird alles auf einmal möglich. Weil du nicht weißt, dass es unmöglich ist, tust du es einfach und schaffst es auch.

DantseLogik lässt dich „unmögliche" Ergebnisse schaffen, weil du nicht denkst, dass sie unmöglich sind. Und weil du nicht denkst, dass es unmöglich ist, machst du es einfach und schaffst es auch!

Erschaffe dir das, was du brauchst und du hast es. Gott hat uns dazu befähigt. Wir haben die Fähigkeit, zu bekommen, was wir wollen, wann wir wollen, wenn wir alle unsere inneren Ressourcen abrufen können. Diese Zusage hat uns Gott persönlich gegeben.

Es steht in der **Bibel**, dass Gott den Menschen nach seinem Bild geschaffen hat. Ich sehe in diesem Bekenntnis ein spirituelles, ein energetisches Bild. Es bedeutet:

Wenn der Mensch nach dem Bild Gottes geschaffen ist, dann kann er auch viele Dinge, die Gott kann und die wir Wunder nennen.

Ab dieser Erkenntnis sind diese Dinge keine Wunder mehr, sondern Realität. Zum Beispiel kann Gott sich zwischen den Dimensionen bewegen und sich an verschiedenen Orten aufhalten. Der Mensch kann das auch. Manche, die das Wissen dazu haben, tun das jeden Tag, aber **wir nennen es fälschlicherweise Magie**.

Jesus sagt in Johannes 8:32:

„Ihr werdet die Wahrheit erkennen, und die Wahrheit wird euch frei machen."

Auf Englisch heißt es:

„You will know the truth, and the truth will set you free."

Und auf Französisch:

„Vous connaîtrez la vérité, et la vérité vous affranchira."

Wahrheit ist das höchste Wissen, absolutes Wissen. Dann würde ich den Satz Jesu auch so verstehen können:

„Ihr werdet das Wissen erkennen und das Wissen wird euch frei machen."

Wissen befreit von Wunder und Magieglaube.

Gott kann uns sehen und mit uns reden, ohne technische Geräte zu benötigen, er weiß, was wir denken, ohne uns zu fragen, er kann uns nur durch seine Energie, seine Liebe, sein Wort heilen. Wie können wir dann ähnliche Taten, wenn sie von Menschen ausgeführt werden, Magie nennen? Wunder? Wenn der, der uns geschaffen hat, all das kann und uns gesagt hat, er hat uns nach seinem Abbild geschaffen? Wenn du weißt, wie es geht, kannst du ohne Geräte fliegen oder kommunizieren (auditiv, visuell usw.), **du kannst ohne Medikamente heilen**, du kannst, wie Gott gesagt hat, Berge durch deinen Glauben versetzen. Und hier können wir das Wort „Glauben" durch das Wort „Wissen" ersetzen.

Damit wollte Gott den Menschen klarmachen, welche bombastischen Fähigkeiten er (Gott) in ihn (den Menschen) gesteckt hat, damit er fast alles schafft und erreicht, was er will, wenn er nur daran arbeitet.

Gott öffnet sich uns und zeigt uns alles, was möglich ist. Indem er es selbst vormacht, zeigt er uns den Weg, damit wir es auch schaffen können wie er, denn wir sind sein Abbild. Aber **durch unsere Art zu denken, haben wir uns selbst Berge vor der Tür gebaut**. Wir haben uns selbst blind gemacht. Wir haben in unserem Kopf das Wort **„UNMÖGLICH"** eingepflanzt und vertrauen nur noch auf einen Bruchteil dessen, was wir eigentlich können.

Die sehr wenigen Menschen, die das verstanden haben, regieren die Welt. Ein paar hundert, tausend Menschen, die um das unerschöpfliche Wissen wissen, regieren über das Leben von Milliarden Menschen und bestätigen somit das Gesetz Gottes, der Menschen mit den Fähigkeiten erschaffen hat, über alles zu herrschen. Ja, tatsächlich tun dies nur ein paar Menschen. **Du selbst könntest es tun.** Du hast diese Möglichkeit. Sie liegt in allen Menschen. Du musst sie nicht erfinden (denn niemand erfindet), **du musst es nur entdecken in dir.**

Das bedeutet, nur wenige intelligente Menschen glauben an „Magie", an „Wunder". Oder besser gesagt, wer nicht an Dinge glaubt, nur weil er sie nicht erklären kann, weil er sie nicht versteht, ist wenig intelligent.

Das ist eine rein logische Denkweise und darauf ist meine ganze Lehre aufgebaut, die ich **DantseLogik** nenne. Alles ist Logik, sobald du verstehst, wie es (ab)läuft.

Ich bin kein Arzt, aber ich heile.
Ich bin kein Heilpraktiker, aber ich heile. Ich bin kein Techniker,
aber ich repariere technische Geräte.
Ich bin kein Wirtschaftsberater,
aber ich rette Firmen.
Ich bin kein Psychiater, aber ich beseitige hartnäckige psychische Probleme.

Ich bringe Menschen vorwärts und bringe sie zu „unmöglichen" Veränderungen bis hin zu neuen, höheren Bewusstseinszuständen, obwohl ich kein Geistlicher bin. All das ohne Medikamente, ohne magische Amulette. Ich stelle kein Heilmittel her, ich mische keine Kräutertinkturen, die ich verabreiche, ich gehe nicht jeden Tag in die Kirche. **Alles, was ich schaffe, ist möglich, weil ich die Logik hinter den Dingen immer tiefer und besser verstehe.** Die Menschen, die mir begegnen sind erstaunt, wie ich vieles sehe, erkenne, verstehe und dass ich in wenigen Minuten Lösungen finde, wo sie manchmal 15 Jahre Therapie umsonst gemacht haben. Manche heilsamen Veränderungen erscheinen fast sofort.

Viele kommen und **erwarten, dass ich Magie praktiziere**, dass ich magische Wörter benutze, dass ich ihnen von mir gemischte Heilmittel gebe. **Aber sie finden nichts als eine Logik.** Eine Logik, die Zusammenhänge, Abläufe, Verbindungen erkennen lässt. **Diese Logik heilt nicht, sondern**

bringt den Menschen dazu, sich selbst zu heilen. Diese Logik schafft, dass du die Fähigkeiten in dir aufdeckst und nun selbst dein „Wunder“ erschaffst, wie Gott dich auch erschaffen hat. Du musst es nur erschaffen und so die Macht über das, was du erschaffen hast erlangen.

**Erschaffe dir deine Heilung
und du bist geheilt.**

**Erschaffe dir dein Glück
und du bist glücklich.**

**Erschaffe dir dein Geld
und du bist reich.**

**Erschaffe dir die Liebe
und du wirst geliebt.**

**Erschaffe dir den Erfolg
und du bist erfolgreich.**

Das ist DantseLogik, die Logik des Erschaffens. Die Logik, die dich dazu bringt, alles zu erschaffen, was du willst.

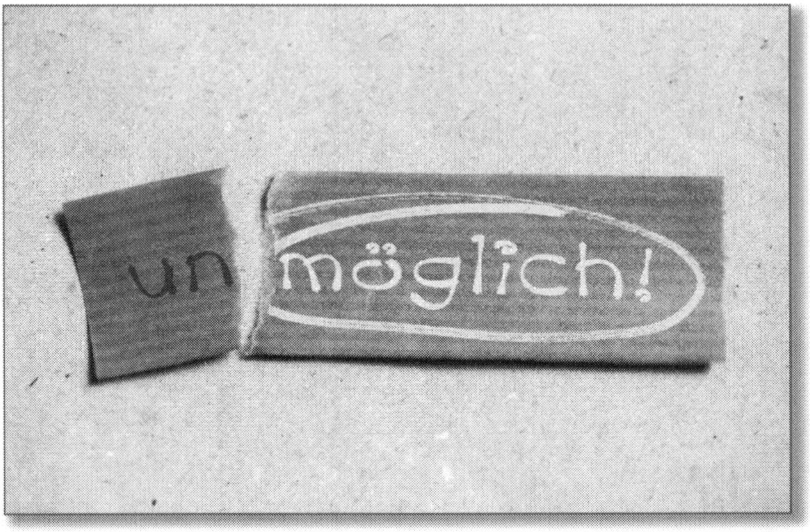

Diese Logik erklärte ich auch einem Mann, der mich aufsuchte, weil er Probleme hatte. **Ein Beispiel aus der Praxis:**

Der 28jährige türkische Mann kam vor einigen Jahren zu mir, um sich beraten zu lassen. Er hatte gehört, dass ich, wie er sagte, „Wunder" vollbringe. Wir trafen uns eines Morgens im Sommer 2014 und gingen gemeinsam joggen. Ich erklärte ihm zuerst, dass nur Gott und die Propheten Wunder vollbringen konnten. Aber ich bin weder das eine noch das andere. Für mich als Menschen gibt es kein Wunder. Es gibt nur Phänomene, die wir nicht verstehen. Wir verstehen sie nicht, nicht weil sie nicht logisch sind, sondern weil wir sie nicht verstehen *können*, genauso wie Geometrie für ein Kindergartenkind Magie und Wunder ist. Weil das Kind die Lehre der 7. Klasse noch nicht versteht,

bedeutete das für es, dass es so etwas nicht gibt. Für das Kind sind es Spinnereien, die es da auf dem Papier sieht. Wenn das Kind dann aber in der 7. Klasse ist und Geometrie lernt, wird sie auf einmal zu einem normalen, völlig logischen Vorgang. Und das Kind vergisst, dass es dieses Wissen und diese Realität noch vor 5 oder 6 Jahren als Spinnerei abgetan hatte. So erklärte ich es dem jungen Geschäftsmann. Wie diese Geschichte weitergeht, kannst du unter dem Titel „*100 Stück am Tag? Unmöglich! Ich schaffe es nicht einmal, 10 Stück im Monat zu verkaufen!* Dann sah er das Wunder!" in diesem Buch nachlesen, das im Juni 2019 erscheint:
„Dinge passieren nicht einfach so..."
(ISBN 978-3-947003-22-8)

Wir sind oft nicht imstande, Dinge zu verstehen, weil wir unser Gehirnvermögen nur auf das Sichtbare, das Rationale, das Physische reduziert haben. Das ist, als würde man von einem Geldstück nur eine Seite betrachten und ignorieren, dass es auf der anderen Seite auch noch etwas gibt. Dadurch haben wir uns selbst verdummt. **Wir haben unsere Intelligenz stark reduziert und nutzen deswegen nur einen kleinen Teil unseres Gehirnvermögens.** Alle Menschen, die diese Welt geprägt haben, sind über ihre rationale Intelligenz gegangen und haben gewusst, wie sie das, was andere nicht sehen materialisieren können.

Es gibt nichts, was es noch nicht gab, sei es nur als Idee, als Energie. Deswegen gibt es Menschen in verschiedenen Teilen der Welt, die sich nicht kennen, die aber im gleichen Moment an dieselbe Entdeckung denken und daran arbeiten. Ich nenne diesen Vorgang nicht *Erfindung*, denn sie erfinden nichts, alles gibt es schon, deswegen konnten sie einfach *empfangen* und *entdecken*. Wie bei der Entstehung eines Kindes: Eine Frau *gebärt* ein Kind, aber sie hat es nicht erfunden.

Genauso ist es mit Dingen, die wir Wunder, Magie nennen. **Alles hat eine logische und mathematische Erklärung**, die man ganz einfach versteht, sobald man das richtige Wissen dafür bekommen hat. Hätte man uns vor Jahrzehnten von Smartphones erzählt, mit denen man ohne Schnur telefonieren und gleichzeitig die Person auch noch sehen kann, hätte niemand daran geglaubt. Es wäre pure afrikanische Magie, Voodoo gewesen, wie ein Franzose in den 70er Jahren zu meinem Vater sagte.

Wir lebten damals in Ostkamerun und mein Vater war ein regionaler Präfekt, der Franzose war Ingenieur bei einer Holzfirma. Der Franzose verbrachte sehr viel Zeit bei uns mit meinem Vater und sie tauschten sich sehr intensiv über **philosophische Themen** aus. Dabei kamen sie auch auf Themen wie Magie oder Voodoo. Mein Vater erzählte ihm von den Fähigkeiten seiner Urgroßeltern. Sie konnten ohne Schnur telefonieren und sich dabei sogar gegenseitig sehen. Mein Vater sagte, dass diese Technik wiederkommen werde. Der Franzose sagte ihm, dass „ja im Voodoo, alles möglich ist“, und machte sich lustig über ihn. Und heute ist diese „Voodoo“ so normal, dass niemand sich fragt, wie es funktioniert. Alles, was wir nicht kennen, nicht können, nicht verstehen ist für uns zuerst unmöglich und wird als magisch abgestempelt.

Es gibt keine Wunder, keine Magie, außer du willst das so bezeichnen. Das zeigt die DantseLogik. DantseLogik bringt dich dazu, dir Dinge zu ermöglichen, die wir Menschen als unmöglich, nicht machbar gelernt haben. Aber Gott ermöglicht uns kostenlos, all dies zu können. Wir haben die Fähigkeit, zu bekommen, was wir wollen, wann wir es wollen, wenn wir auf alle unseren inneren Ressourcen zugreifen können.

Der sehr fleißige türkische Mann traf sich übrigens häufiger mit mir, erzählte mir seinen Wunsch und bat mich, ihm zu helfen, diesen Wunsch zu realisieren. Ich sagte ihm immer, dass er auf gutem Wege wäre, und dass seinem Wunsch normalerweise entsprochen würde, wenn es das wäre, was ihn und die Menschen um ihn glücklich machen könnte. Er müsse nur sehr aufmerksam sein, um die Zeichen Gottes (bzw., für Leute, die den Name Gottes nicht hören wollen: die Zeichen seines unsichtbaren Beschützers), zu erkennen und anzunehmen und den Mut haben, diese sofort umzusetzen.

In meinem Buch **DANTSELOG – Die revolutionäre Selbst-Dialog-Kommunikations-Technik zum Lösen von Problemen. Teil 1: Die Dantselog-Lehre** (ISBN 978-3-947003-26-6) lernst du, wie du „Wunder" nur durch innovative Selbstgespräche ermöglichen kannst.

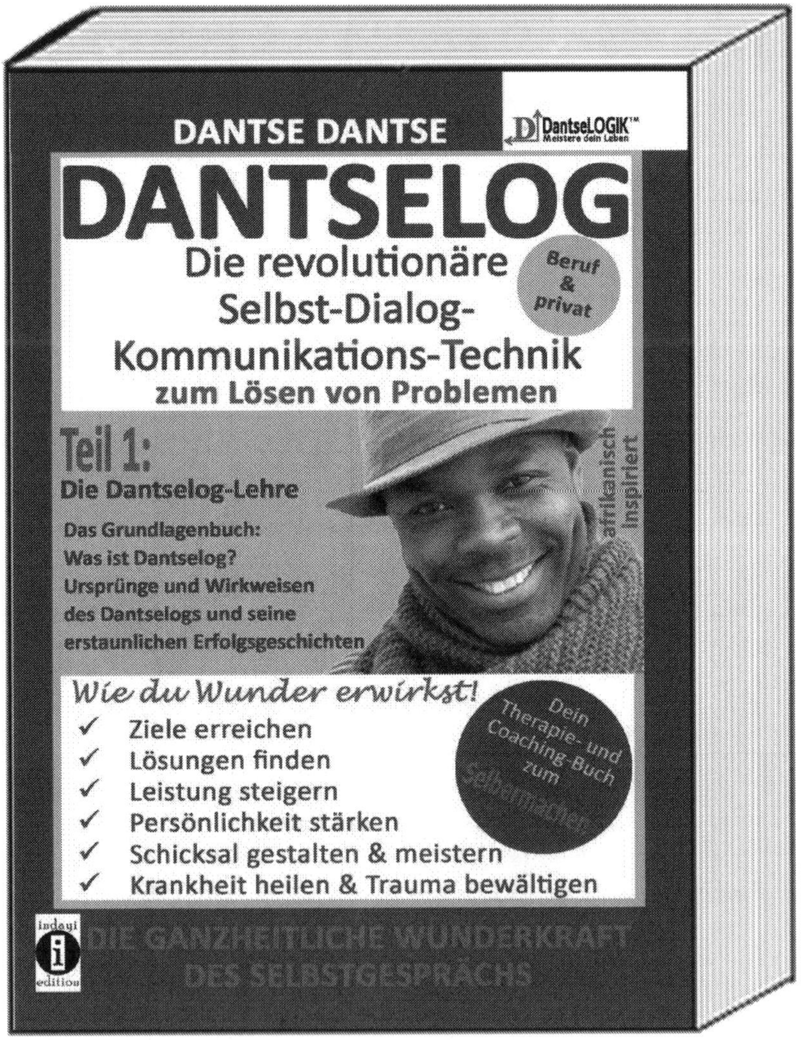

Warum lässt man uns an Magie glauben?

Besonders in Afrika, während meiner Forschungen und Lehren, aber auch bei meinen Recherchen in vielen Wissenslogen Europas habe ich Dinge gesehen, die man uns als **Magie und Wunder** verkauft, deren Entstehen aber zu 100% nach einem ganz normalen logischen Prozess des Wissens abläuft. Viele Dinge, die wir – auch ich – Magie nennen, sind **einfache, logische Prozesse**, die jeder von uns durchführen kann, wenn wir wüssten, wie es geht, das bedeutet, wenn wir es gelernt haben.

Es ist kein Zufall, dass man die Menschen im Glauben an Wunder und Magie lässt. Das schafft ein **Mysterium-Denken**. Um dieses Mysterium zu bewahren, muss der Wunder und Magie-Glaube unterhalten und ihm freier Lauf gelassen werden. All das verfolgt mehrere Ziele, wobei das wichtigste ist, die **Kontrolle über die Menschen** zu behalten.

Der Glaube an Wunder oder Magie lässt Menschen, die Macht haben und über andere Menschen entscheiden, die volle Freiheit, ihre Pläne für **totale Macht, Manipulation und Kontrolle** (Selbstbewusstsein, Denken, Gefühle, Persönlichkeit usw.), aufzustellen und auszuführen. Das Verbreiten vom Glauben des Geheimnisses lässt Raum für alle Glaubensrichtungen sowie Religionen, Sekten usw., dass sie ihre **dogmatischen, trügerischen, phantasmagorischen und unlogischen Lehren** als mystisch darstellen und sie durchsetzen können. Diese Erkenntnis zu verbergen und Wunder und Magieglaube zu fördern lässt zu, dass mächtige Menschen und Institutionen Unwissenheit, Lüge, Dummheiten verbreiten, dass sie lügen, um Menschen geschickt zu manipulieren. Dieser Obskurantismus führt zum Auftauchen von Logen, Sekten, Gurus, Demagogen in der ganzen Welt und es ist für jeden Geschmack etwas dabei. **Jeder gewinnt** etwas dabei: die **Politik**, die immer als Ziel hatte Menschen zu führen, sie so zu orientieren, dass sie sich kaum noch den Entscheidungen von oben widersetzen. Es ist ein Gewinn für die **Wirtschaft und Wissenschaft**, die dann zufällig irgendwann viele dieser Geheimnisse patentieren, sich Ruhm, gesellschaftliches Ansehen sichern und den „Wunderglaube" zu Geld machen. Auch **Sekten und Gurus** profitieren davon, von diesen verlorenen Menschen, die ihre Seele suchen.

Wissen vertreibt den Aberglauben und den Wunderglauben und wird somit ein Feind. Wissenschaftliche Beweise dienen manchmal dazu, tieferes Wissen zu verbergen und Menschen, die nicht bestimmten Kreise angehören, zu bremsen. Das hat zum Verlust großer Mengen Wissen beigetragen und die Menschen weniger klug gemacht. Die Menschheit wäre viel weiter, wenn man das Mysterium entmythisiert hätte, wenn es weniger Geheimnisse gäbe. Man hätte mehr Freiheit und weniger Kontrolle.

Die Formel der inneren geistigen Einstellung: Das magische DantseLogik Erfolgsgesetz für eine positive mentale Einstellung

Alles was dir passiert konkurriert nur zu deinem Wohlergehen. Nichts ist gegen dich, alles ist für dich.

Es gibt wahrlich eine höhere Macht (Gott für mich, etwas anderes für andere Menschen), die über uns wacht und immer alles daransetzt, dass es uns gut geht. Diese innerliche mentale Annahme ist das Beste, was du für dich tun kannst, um dein Leben zu erleichtern, es ohne, bzw. mit wenig, Angst und Sorge zu leben. Das ist eine aktive mentale Einstellung. Eine mentale Einstellung die hilft, heilt, Lösungen findet, Frieden bringt, Angst und Sorge sowie Druck und Blockaden beseitigt, zuversichtlich und selbstbewusst macht. Und vor allem, eine Einstellung die dir **FREIHEIT** und **LIEBE** ermöglicht.

FREIHEIT und LIEBE sind die größte Güte, die Gott uns gratis (aber nicht umsonst) gegeben hat.

„Alles und alle um mich herum und in mir tragen dazu bei, dass ich mein Ziel erfolgreich erreiche und glücklich bin.

Alles, was mir passiert, trägt zu meiner Gesundheit, Befreiung, Freiheit, meinem Erfolg und Glücklichsein bei.

So war es immer gewesen, so ist es immer geplant worden, auch diesmal wird es so sein, so wird es geschehen, so ist es geschehen, so sei es. Danke!“

Diese Formel ist das A und O für deinen Erfolg. Du sollst daran **fest glauben und festhalten**. Dabei ist es egal was passiert, weil dieses Gesetz die Wahrheit ist. Sogar **deine Feinde helfen dir, dein Ziel zu erreichen**, ohne es zu wissen. Auch was wir Unglück nennen passiert nicht ohne Grund: Ein Schmerz will dir sagen, dass etwas zu ändern ist. Übergewicht will dir sagen, dass du dich schlecht ernährst. Diabetes will dir sagen, dass dein Körper überzuckert und überfettet ist.

Alles was dir passiert, auch Unglück und Pech, **konkurrieren zu deinem Wohlergehen**, jetzt oder später. Dieses Gesetz ist die Wahrheit, kein anderes Gesetz kann dieses **göttliche Gesetz** ersetzen oder verändern oder ergänzen. Es findet sich versteckt in der Bibel:

WIR WISSEN ABER, DASS DENEN, DIE GOTT LIEBEN, ALLE DINGE ZUM BESTEN DIENEN, DENEN, DIE NACH DEM VORSATZ BERUFEN SIND.

RÖMER 8:28

Alles, wirklich alles, was mit uns passiert, ist **immer eine positive Mitteilung**. Nur die Deutung durch uns kann diese Mitteilung zu etwas Negativem machen. Da dieses Gesetz eine Wahrheit ist, ist es automatisch eine **Kraft und transportiert somit Energie**, die auf alle anderen Handlungen positiv wirken. Der Glaube daran kann nur noch eines mit sich bringen: **deinen Erfolg**.

Diese mentale Einstellung wird dich **mit dem Guten synchronisieren**. Es kommen nur Dinge zu dir, die am Ende positive (Aus-)Wirkung haben. Diese Wahrheit ist so stark, dass man sie in der Erziehung der Kinder als einen zentralen Punkt übernehmen müsste. Ein Mensch mit so einer mentalen Einstellung ist automatisch ein **Gewinner**. Nicht, dass er nicht erlebt, was wir Menschen Niederlage, Scheitern, Schwierigkeit nennen, sondern, weil sie ihm keine Angst mehr machen, keine Macht über ihn haben und ihm keine Energie entziehen. **Er weiß, dass alles gut wird** und deswegen ist er auch auf dieses Gute fokussiert. Das führt dazu, dass er so handelt und sich so verhält, dass dieses Gute tatsächlich zu ihm kommt. Er ist mit dem Guten synchronisiert.

Synchronisiere deine Gedanken mit dem Guten und dem Positiven in allen Dingen und das Gute wird dich verfolgen.

DU WIRST NIEMALS EIN VERSAGER, EIN VERLIERER SEIN, EGAL WAS PASSIERT. DU BLEIBST FÜR IMMER EIN GEWINNER, AUCH WENN DU VOR SCHMERZEN WEINST.

Jedesmal, wenn du unsicher bist, wenn du zweifelst, wenn etwas dir Angst und Sorge macht, wenn etwas Schmerzhaftes passiert, wenn du krank bist, wenn du gemobbt wirst, wenn ein „Unglück“ passiert, wenn du eine „Niederlage“ erleidest, wenn du scheiterst oder versagst oder wenn du verlassen bist, sage dir einfach dieses Erfolgsgesetz auf und glaube fest daran und du wirst sehen, was mit dir passiert.

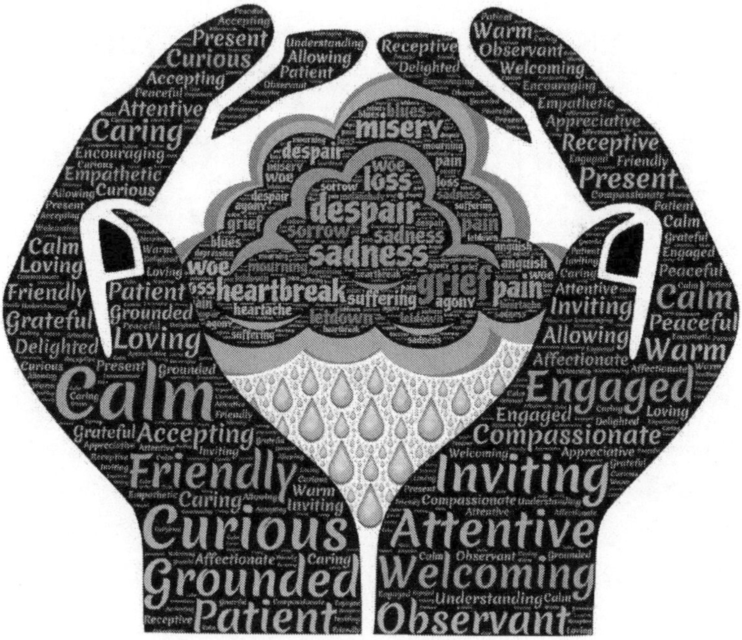

Die DantseLogik-Lehre: Sei immer Täter, um dich zu heilen und zu befreien

Sei in allen Situationen und bei allem, was dir passiert immer der Täter bzw. nimm immer die Täterrolle ein. Sei bei einer Tat niemals, auch wenn sie gegen dich gerichtet ist, das Opfer, sondern der **Autor deines Wohlergehens**, der Autor deines glücklichen Endes.

> **DIESE EINSTELLUNG, DIE DIE MEISTEN VON UNS ALS „UNFAIR ODER „UNGERECHT" BEZEICHNEN WERDEN, IST EINE DER BESTEN THERAPIE, DIE ES GIBT.**
> **DAMIT KANNST DU AUCH SCHLIMME KRANKHEITEN UND TRAUMATA HEILEN ODER BEKÄMPFEN.**

Das **Opfer** einer Tat ist wahrscheinlich an seiner persönlichen zukünftigen Zerstörung **schuldiger** als der echte Täter selbst, wenn es als Opfer mit dem wahren Täter in Verbindung steht. Als Opfer **übergibst du dem Täter die Macht** über dich und über das Geschehen, was die Tat mit dir machen soll. Denn in einer solchen Verbindung hängt die (Opfer-) Befreiung oder Heilung sehr häufig von der Art ab, wie man diesen schuldigen Täter behandelt hat. Damit ist das **Opfer emotional abhängig vom Täter** und ist somit (auch energetisch) Gefangener von ihm. Viele Menschen fühlen sich schließlich befreit, wenn ein Täter entweder identifiziert oder verhaftetet wurde oder gestanden hat und verurteilt wurde oder er Details über seine Tat preisgibt. Das heißt, wenn du Opfer bist oder in der Opferrolle bleibst, wirst du **Sklave oder Gefangener des wahren Täters**, der dich bindet. So wirst du am Ende gegen dich selbst der Täter deines Schmerzes und Leidens sein und nicht mehr die ursprüngliche Tat und ihr Urheber.

Von dem Moment an, an dem du akzeptierst, dass etwas nicht zufällig passiert ist, dass es passieren musste und deswegen einen **Sinn hat und zu etwas Positivem beitragen kann** (auch wenn du noch nicht weißt wie), siehst du die Möglichkeiten, alles zu deinen Gunsten oder zu deinem Besten nutzen zu können. Auf einmal wirst du mit dieser Denklogik aus der DantseLogik zum **Meister und Autor (Urheber) des Weges**, den du, verschuldet durch die Handlungen anderer, gehen wirst. Du bist nun derjenige, der entscheidet, wie es weitergeht, welche Richtung die erlebte Tat nimmt, welche Handlung zu ergreifen ist, welche Macht diese Tat auf dich haben wird oder nicht.

DU ÜBERLÄSST DER NATUR DIE MACHT ÜBER DEN WAHREN TÄTER UND SEINE TAT UND DU ÜBERNIMMST DIE MACHT ÜBER DIE FOLGEN DER TAT AUF DICH. ES GIBT KEINE BESSERE GESTE ZUR SELBSTLIEBE UND ZUM SELBSTSCHUTZ.

Wenn du dich weigerst, der Autor zu sein (nicht der Schuldige), bist du dir selbst undankbar. Du tust nicht etwa Gutes für den Täter, indem du ihn in den Mittelpunkt des Geschehens stellst, ihn ständig verurteilst, dich ständig über ihn ärgerst, du tust dir etwas Gutes, wenn du **seine Macht über dich auf null reduzierst**, ihn ignorierst, seine Entschuldigung nicht brauchst (denn du hast ihm schon verziehen). Als Täter bist du dir selbst dankbar, denn **du entscheidest allein**, wie du die Tat verarbeiten wirst und wie du sie zu einem guten Ende für dich bringen könntest.

Obwohl wir alle **das Recht** haben (und das ist auch gesund so) **auch mal deprimiert zu sein**, zu weinen, traurig zu sein, zu jammern und uns zu beklagen, schlapp und faul zu sein, Ungerechtigkeit oder schlechte Behandlung uns gegenüber anzuprangern und gegebenenfalls zu bekämpfen, ist es aber viel wichtiger zu wissen, wann dies unsere Sicht auf das Leben negativ beeinflusst. Du musst dir immer sagen, dass du nicht der einzige mit den Problemen bist, aber **du kannst nur Dinge ändern, wenn du handelst**.

Opfer sein und bleiben macht dich abhängig vom Täter und am Ende bist du Täter deiner Schmerzen aus dem Geschehen. Selber zum „Täter“ (Autor) werden, das macht dich unabhängig und mächtig. Es lässt dir die Macht, selbst zu entscheiden, wie die Auswirkung einer Tat auf dich positiv sein wird.

Aus einer Tat gegen dich
wird eine Chance für dich.

Sei niemals Opfer. Opfer sein bedeutet, dass der andere oder die Sache, die Situation die Macht über dich hat und dann deine Reaktion und deine Gefühle bestimmt. **Wenn du Opfer einer Person bist und es bleibst** (auch wenn sie dir tatsächlich und bewiesenermaßen geschadet hat), **gibst du ihr die Macht** gleich mit. Das heißt, du hast nicht mehr die Macht, die Kraft und die Motivation etwas zu ändern bzw. Veränderungen herbeizuführen. Du gibst das Kommando und Lenkrad zur Veränderung an diese Person oder Sache ab. Du bist **von dieser Person abhängig** und kannst nur mehr um Veränderung betteln. Das führt zu einem Gefühl der Ohnmacht und Hilflosigkeit und macht total unglücklich.

Sei in allen Dingen immer Täter. Täter dafür, wie du dein Leben gestalten willst, egal was passiert ist, welche Richtung dein Leben nehmen soll und muss, wie deine Reaktion auf eine Aktion sein wird, damit die Aktion wenig bzw. kaum negativen Einfluss auf dich hat und dich unglücklich macht. Gib die Opfermentalität auf. Trage die Verantwortung, um die Macht über die Dinge zu haben. Wer die Macht hat, kann viel ändern und verändern.

Wissenschaftlich, ja oder nein? Am Ende ist alles Wissenschaft

Diese Erkenntnisse allein verändern die Wissenschaft gravierend:

> **„Es ist überheblich, arrogant, ein Mangel an Demut, fehlender (Selbst)-Respekt gegenüber dem Wissen und letztendlich Zeichen von wenig Intelligenz, zu sagen oder zu glauben, dass es das, was man nicht erklären kann, nicht gibt. Die heutige wissenschaftliche Methodik ist die banalste und ungenialste Methode, um das Wissen verstehen zu wollen. Sie reicht einfach nicht, um das ganze Wissen zu erklären."**
>
> **Mein Feu-Vater**

> **„Je mehr der Mensch sich von seiner Spiritualität und der spirituellen, nicht sichtbaren Welt entfernt, desto einfacher wird er und am Ende wird er dumm. Dieser Mensch wird ein Spielball derer, die spirituell sind und wissen, dass die reale Welt nur die Umsetzungswelt ist. Die Labor ist aber ganz woanders."**
>
> **Mein Wissenslehrer in Kamerun**

„Die subtilen Qualitäten des Gehirns sind nicht notwendigerweise rational und unsere Vernunft ist nicht stark genug, um unsere direkte Kenntnis der Tatsachen zu ergänzen. Die Intuition hat ein Feld, das größer ist als das der Vernunft, und der religiöse Glaube, rein intuitiv, bildet einen menschlichen Hebel, der wirksamer ist als die Wissenschaft und die Philosophie. Es ist die Überzeugung, die dich zum Handeln bringt, nicht das Wissen.“

Pierre Lecomte von Noüy, französischer Mathematiker, Biophysiker, Schriftsteller und Philosoph (1883-1947).

„Alles, was du denkst, gibt es schon. Es existiert bereits. Wenn es dies nicht gäbe und es nicht existieren würde, würdest du es auch nicht anziehen. Du würdest nicht daran denken. Nun musst du es nur noch materialisieren und nicht neu erfinden.“

Dantse nach einem Gespräch mit einem kamerunischen Genie, das im Urwald lebt und nie Kontakt mit der Außenwelt hatte.

„Du kannst dich nicht Erfinder nennen. Jeder, der sich Erfinder nennt usurpiert den Titel. Er gehört ihm nicht. Du erfindest nichts Neues, denn es gibt schon alles.“

Das Urwald-Genie aus Kamerun

Meine Bücher sind nicht „wissenschaftlich“, sondern natürlich und voller Wissen. Ich sehe mich als einen unabhängigen Berichterstatter, der den Dingen neutral auf den Grund geht und der das, was er weiß und gefunden hat, den Menschen weitergibt.

Viele Leser melden sie bei mir, um zu fragen, warum dies oder das nicht woanders zu finden ist, warum manche Thesen nicht wissenschaftlich bewiesen bzw. gestützt sind. Meine Bücher sind nicht wissenschaftlich in dem Sinne, wie wir wissenschaftlich definieren. Wenn du nur solche Bücher suchst und nur an dem, was wissenschaftlich bewiesen ist, interessierst bist, wenn du glaubst, dass nur wissenschaftlich Bewiesenes die einzige Wahrheit ist, wenn du nicht glaubst, dass viele Dinge, die erst heute wissenschaftlich bewiesen sind, gestern schon längst bekannt waren und genutzt wurden, dann musst du jetzt damit aufhören, dieses Buch weiter zu lesen. Wenn du einer von denen bist, die nur an das glauben, was sie sehen und hören, und denken alles andere existiere nicht, dann höre jetzt damit auf, dieses Buch zu lesen, **denn ich bin kein wissenschaftlicher Forscher im klassischen Sinne.**

Wenn du dich aber entscheidest weiter zu lesen, lies und setze meine Tipps einfach um, auch wenn du nicht daran glaubst, auch wenn du daran zweifelst, dass sie dir helfen können. Das Ergebnis wird dir den Glauben bringen und deine Zweifel ausräumen. So geht es tausenden von Lesern, die Monat für Monat meine Gesundheitsbücher kaufen, und meine Tipps gegen Krankheiten wie Krebs, Diabetes usw. umsetzen. Ihre Zufriedenheit sowie die Platzierung als Amazon-Beststeller Nr.1 von Büchern wie „Krebs hasst Safou, fürchtet Moringa und kapituliert vor Yams“ (ISBN 978-3-946551-34-8) sind überzeugende Belege, dass

Wissen nicht unbedingt rein wissenschaftlich sein muss, um Menschen zu helfen.

Die sichtbare und die unsichtbare Welt

Ich hatte einmal bei einem Vortrag eine Diskussion mit Fachleuten (Professoren und Ärzten) und einer Gruppe von ihren Patienten. Bei dem Vortrag sagte ich ihnen, dass die Welt regiert wird von Dingen, die wir nicht sehen, nicht berühren und nicht hören können.

WAS WIR SEHEN, DIE PHYSISCHE WELT, HAT GAR NICHTS MIT DER VOLLEN WAHRHEIT UND DER REALITÄT DIESER WELT ZU TUN. SIE IST NUR EIN WINZIGER TEIL DER REALITÄT.

Die Welt, die den fünf Sinnen (Sehen, Hören, Riechen, Schmecken und Tasten) zugänglich ist, ist die echte Welt „light", eine kleine Welt.

DIE MACHT ÜBER UNS HABEN DIE SINNE, DIE WIR GAR NICHT SEHEN, HÖREN, TASTEN, RIECHEN, SCHMECKEN. DIESE ANDERE WELT IST DIE WELT DER MACHT. SIE ENTSCHEIDET ÜBER DIE SICHTBARE WELT.

Viele Fachleute zeigten sich empört und meinten ich rede esoterischen Unsinn. **Es gäbe nur eine Welt, eine reale Welt, und das sei die Welt in der wir leben.** Das was wir sehen, hören tasten, schmecken und riechen können, sei unsere Realität. Alles andere sei irreal und existiere nicht, außer in Fantasien von Verschwörern. Es wurde stark applaudiert. Ich war verwundert über eine solche Aussage von Menschen, die das Wissen tragen. Ich blieb ruhig und stellte ihnen nur eine Frage. Ich nahm das Beispiel von Schall, Licht und elektromagnetischen Wellen und einige andere Beispiele, um meine Argumente wissenschaftlich zu stützen.

Schallwellen können wir mit menschlichen Sinnen hören. Ultraschall ist Schall mit Frequenzen oberhalb des Hörfrequenzbereichs des Menschen. Das bedeutet, Menschen können Ultraschall nicht hören. Mit den **elektromagnetischen Wellen** ist es genauso. Es gibt Bereiche, Wellenlängen, die Menschen sehen könncn. Das Lichtspektrum, wie auch das **Farbspektrum**, ist der für Menschen sichtbare Anteil des elektromagnetischen Spektrums. Die Mikro- und Radiowellen, Infrarotstrahlung (Wärmestrahlungen), UV-, Röntgen-, und Gammastrahlen sind nicht mit den menschlichen Sinnen zu empfangen.

Meine Frage an die Fachleute war dann diese:

➔ Sind diese von uns nicht sichtbaren und nicht spürbaren Schall- oder elektromagnetischen Wellen nicht real? Sind sie nicht die Wahrheit? Weil wir sie nicht sehen, existieren sie nicht? Sie hatten ja gesagt, es sei Unfug was ich sage, nämlich, dass es außerhalb unserer Wahrnehmung eine andere Realität gäbe

➔ Die sichtbare Welt (das, was unsere Sinne aufnehmen können) und die unsichtbare Welt (die Ultraschall- und elektromagnetischen Wellen, die wir nicht empfangen) – welche von beiden hat die Wissenschaft mehr vorangebracht? Welche hat die Medizin revolutioniert? Mit welcher Welt kann ich den Menschen besser heilen, Flugzeuge fliegen lassen, telefonieren, fernsehen, ins Internet gehen usw.? Ganz klar mit der Realität der unsichtbaren Welt.

Als **anderes Beispiel** nahm ich das Beispiel des **Lichtspektrums**: Unser Bewusstsein empfängt nur einen Bruchteil von Dingen, die für uns möglich sind. Den größten Teil der machbaren Dinge können wir mit unseren Sinnen nicht empfangen. Es passiert im Dantse-Bewusstsein, in dieser anderen Welt. Beim Lichtspektrum zum Beispiel sagt die Wissenschaft, dass unsere bewussten Sinne nur 8% davon wahrnehmen können.

➔ **Aber nur, weil wir 92% des Lichtspektrums nicht empfangen können, bedeutet das nicht, dass es nicht existiert. Es ist da, wir sehen es nur nicht.**

Akupunktur wurde lange von der Wissenschaft als Unfug belächelt. Ein bekannter Wissenschaftler sagte vor Jahren, dass es **Scharlatanismus** wäre, zu glauben, dass es auf dem Körper Punkte geben, an denen man durch Nadelstiche eine therapeutische Wirkung erzielen könne. Die Krankenkassen lehnten es ab solche Behandlungen zu zahlen. Heute ist das völlig anders. Die Wirkung dieser Therapie zur Heilung von Krankheiten ist **weltweit anerkannt**. Das Wissen ist vielfältig und nur weil wir etwas nicht wissen oder nicht kennen, bedeutete das nicht, dass es das nicht gibt oder es falsch oder unmöglich ist.

Als **letztes Beispiel** wählte ich eines mit Tieren. Viele Tierarten haben, neben den Sinnen, die wir auch Menschen haben, **andere Sinne wie den Magnetsinn** (Orientierung am Erdmagnetfeld , bezeichnet die Fähigkeit, die Tieren besitzen, das Magnetfeld der Erde wahrzunehmen und für die Ortsbestimmung zu nutzen), den Elektrosinn (chemische, elektrische oder akustische Signale), den Strömungssinn (die Fähigkeit von Organismen, strömende Gase bzw. Flüssigkeiten wahrzunehmen und sich in ihnen zu orientieren). Eine erstaunlich große Anzahl von Tieren hört im Ultraschall-Bereich. Fledermäuse nutzen ihre Ultraschall-Schreie, um sich an deren Echos zu orientieren. Da Menschen das nicht können, existieren diese Möglichkeiten nicht? **Warum werden die paar Menschen, die das gelernt haben und können, Magier genannt?** Sind diese Ticre Magier? Zauberer?

Meine letzte Frage an dieses Publikum und an die Fachleute, die mich am Anfang als Esoteriker einstufen wollten, war nun: **Welche Behauptungen sind nun wissenschaftlich belegt, ihre oder meine?** Wer erzählt hier Unfug und verblödet Menschen? Ich oder ihr, die Fachleute? Im Saal wurde es ruhig und ohne, dass ich eine Antwort bekam, ging das Gespräch in ein anderes Thema über.

Was ich mit diesen Beispielen bewiesen hatte, ist so in allen Bereichen des Lebens.

DIE PHYSISCHE WELT IST DIE MATERIALISATION VON KENNTNISSEN DER WELT, DIE WIR NICHT SEHEN, HÖREN, SCHMECKEN, TASTEN ODER RIECHEN KÖNNEN. DIE SPIRITUELLE WELT IST MÄCHTIGER ALS DIE SICHTBARE WELT. WER ZUGANG ZU DIESER UNSICHTBAREN WELT HAT, HAT EINEN VORSPRUNG IM WISSEN.

Was heute vielleicht nicht als wissenschaftlich gilt, kann schon lange wissenschaftlich sein, wurde aber von den Menschen noch nicht greifbar umgesetzt.

Alle bedeutenden Menschen auf dieser Erde, alle **Genies**, sind Menschen, die diese Macht der unsichtbaren Welt erkannt und genutzt haben. Die Ignoranz bei dieser Diskussion hatte mich erstaunt, denn zwei der Fachleute waren bekannte Sektenangehörige (man nennt solche Sekten heute Logen). Und ab einem bestimmten Grad geht es in diesen **Logen** um die Macht über sich und den anderen durch „Zähmung" von Wissen spiritueller Welten.

Es gibt selten einen Anführer oder Politiker, einen Milliardär, einen hocherfolgreichen Menschen, der nicht in solch einer Loge ist. Ich finde es nicht schlecht, dass es Logen gibt. Es ist nicht schlimm, wenn Menschen sich über ihre innere Kraft bewusster werden und diese noch stärken wollen, um erfolgreicher zu sein.

Ich bin nur irritiert, dass sie propagieren, es gäbe nur eine Welt, eine Realität, die physische Welt, aber selbst Wissen aus der nicht sichtbaren Welt, deren Existenz sie vehement abstreiten, benutzen.

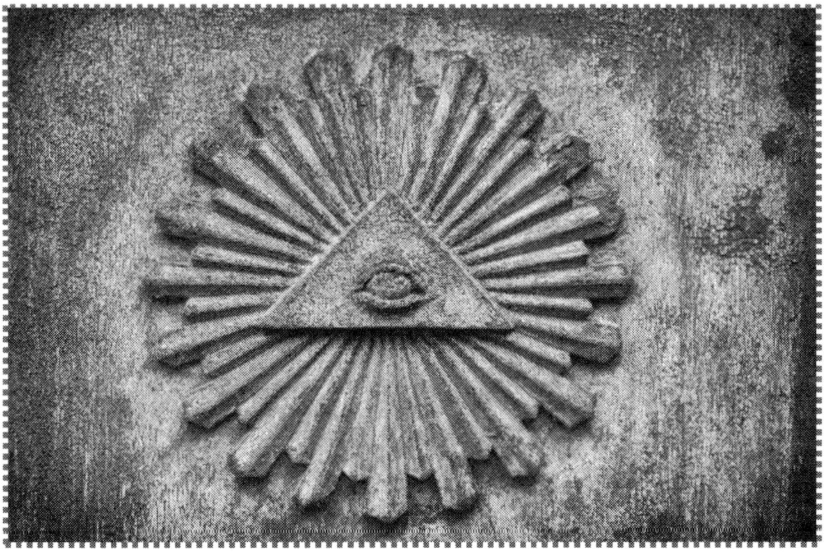

AM ENDE ZÄHLT NUR EINS: DASS MAN SEIN ZIEL GESUND ERREICHT, EGAL WELCHEN WEG MAN GEWÄHLT HAT. UND DAS TUE ICH MIT MEINEN BÜCHERN UND MEINEM COACHING, UND TAUSENDE VON MENSCHEN SIND DAMIT STETS ZUFRIEDEN UND GLÜCKLICH.

Auf meiner Coachingseite www.mycoacher.jimdo.com kannst du die Meinungen von hunderten von Menschen über mich lesen. Obwohl ich keine Werbung mache und keine Likes kaufe, habe ich im Durchschnitt über 3000 Likes für meine Beiträge auf Facebook.

Ich möchte mit meinen Büchern neue Visionen und die Vielfalt der Möglichkeiten zeigen und aufzeigen

Meine Bücher sollen Horizonte erweitern und zeigen, dass es viele Wahrheiten, viele Realitäten, viele verschiedene Arten von Lösungen, von Wegen und Auswegen gibt, die dazu führen, dass der Mensch sein Leben meistert. Denn jeder Mensch ist ein Unikat und es können nicht alle in einen Topf geworfen werden.

Manchen hilft der eine Weg, manchen der andere. Manche Medikamente helfen bei einem Menschen und das gleiche Medikament für dieselbe Krankheit schlägt bei einem anderen Menschen nicht an: Bei ihm hingegen hilft aber eine alternative Methode. Es gibt **unzählige Möglichkeiten** und es wäre sehr schade für den Menschen und die Welt, wenn nur Einbahnstraßen-Lösungen angeboten würden.

Die **moderne Wissenschaft**, wie man sie uns lehrt, kann nur einen kleinen Teil des Wissens erklären und auch nur einen kleinen Teil der Lösung zu den menschlichen Problemen beitragen. Die **moderne Medizin** ist für den Großteil der Probleme der Menschen **inkompetent**. Der schulische wissenschaftliche Weg ist nur einer von vielfältigen Wegen Wissen zu erklären.

Die Wissenschaft, so wie wir sie kennen, die die **Ausschließlichkeit des Wissens** für sich reklamieren will, ist zu jung, um diesen Status einzufordern. Der Mensch lebt seit zigtausenden von Jahren und er hat gut gelebt und Probleme seiner Zeit und jeder Art auch sehr gut gelöst, ohne diese Art von Wissenschaft zu benötigen. Im Gegenteil: Die Menschen haben vor tausenden von Jahren Dingen geschafft, die die aktuelle Wissenschaft nicht in der Lage ist zu erklären. Das bedeutet, es gibt andere Arten, das Wissen zu demonstrieren und auszulegen, die einen viel weiterbringen als die, die wir heute haben.

Diese Annahmen allein verändern die Wissenschaft gravierend zum Positiven

In der afrikanischen Naturlehre steckt so viel Wissen, das sehr hilft, ohne dass man viel dafür tun muss. Viele Menschen in meinem Coaching sehen mich als Guru, wenn ihnen mit kleinen und einfachen Tipps geholfen wird, manchmal bei Leiden und Schmerzen, die sie seit zig Jahren mit sich tragen und nachdem sie alle Therapien der Welt gemacht haben. Ich sage immer, dass ich das nicht bin. Mein Lehrmeister war ein Guru, ein großer. Ich bin es nicht.

ICH MACHE NICHTS VERWUNDERLICHES, ICH NUTZE NUR DIE LOGIK DER DINGE UND FINDE LÖSUNGEN, DAMIT DEN MENSCHEN GEHOLFEN WIRD.

Du wirst beim Lesen meiner Bücher erstaunt sein, dass ich mich sehr häufig auf wissenschaftliche Studien, Erkenntnisse und Kenntnisse beziehe. Ja, das ist meine Stärke, da ich nicht dogmatisch bin. **Ich mag die Wissenschaft sehr**, da dahinter eine Logik steht. Viele Wissenschaften sind sehr gut und haben die Menschheit verändert und unsere Lebensbedingungen stark erleichtert und verbessert. Ich bringe meine Kinder auch zum Arzt, wenn es nötig ist. Aber es ist auch gut zu erkennen, dass einige Dinge in der Wissenschaft und Schulmedizin nicht zugunsten der Menschen ablaufen. Das gleiche muss man auch über alle anderen alternativen Therapieformen sagen. Es gibt gute und weniger gute. **Die Schulmedizin ist sehr wichtig und hat die Menschheit auch weitgebracht.** Besonders bei Krankheiten, die die Wissenschaft durch die Wirtschaft selbst verursacht hat, wirkt die Schulmedizin gut. Deswegen sind meine Bücher auch sehr davon inspiriert. Ich glaube nur, und dies gilt für alle Systeme, dass sich die Schulmedizin weiter wissenschaftlich öffnen und den Menschen tiefer **in seiner Ganzheit** betrachten sollte.

Nichts ist perfekt. Ich studiere und analysiere intensiv das Gute hier und da, aus allen Richtungen, und bringe es mit meinen eigenen Kenntnissen, Forschungen und afrikanischen Erkenntnissen zusammen. Daraus ist erst meine Methode **DantseLogik** entstanden.

DantseLOGIK™
Meistere dein Leben

Das Geschäft mit den wissenschaftlichen Studien

Muss alles wissenschaftlich bewiesen sein, damit es uns hilft?

Leider glaubt die große Mehrheit der Menschen in den westlichen Ländern immer noch nur Informationen, die aus der wissenschaftlichen Ecke kommen. Ich bekomme immer viele Briefe von meinen Lesern, die sich beklagen, dass für manche meiner Behauptungen wissenschaftliche Quellen fehlen. Obwohl ihnen mit den Ratschlägen geholfen wurde, wollen sie zur Gewissensberuhigung wissen, ob die Wissenschaft über das eine oder das andere schon mal geschrieben hat. Ich lächele immer darüber, denn dies zeigt, wie sehr wir konditioniert sind, **in Einbahnstraßen zu denken**. Man nennt es auf Französisch „la pensée unique“. Das bedeutet, nur auf eine Art zu denken. Etwa in der Art: „Was nicht schwarz ist, muss weiß sein.“ Dass es zwischen schwarz und weiß noch viele andere Farben gibt, ist für viele Menschen immer noch schwer zu begreifen.

Die Wissenschaft ist sehr wichtig und die Idee des „wissenschaftlichen Beweises“ finde ich sehr gut und auch ethisch und methodisch, denn es hilft uns zwischen gut, falsch, weniger falsch, seriös, nicht seriös usw. zu trennen und zu unterscheiden, und so kommt das Wissen vorwärts und verbessert unser Leben.

Wir vertrauen der Wissenschaft, wissenschaftlichen Studien, medizinischen Forschungen, denn wir verbinden damit die Hoffnung auf bessere Gesundheit, Heilung, Wohlstand, langes Leben. Die Medien stürzen sich darauf und zitieren neue Studien-ergebnisse, sie sind wie Trophäen, denen viele Menschen Glauben schenken möchten. Gerade darin liegen die **Missbrauchsmöglichkeiten und das Geschäft** mit den wissenschaftlichen Studien:

Das Geschäft mit unserem Glauben und unserer Hoffnung.

Den Satz „Vertrauen ist gut, Kontrolle ist besser“ kennt fast jeder von uns. Gerade bei wissenschaftlichen Studien hat dieser Satz seine Berechtigung, damit wir wertvolle und ehrliche Studien von wertlosen und tendenziösen Studien unterscheiden können, die uns nur manipulieren wollen, damit wir etwas Bestimmtes tun. Warum?

„Schlank durch Schokolade“, diese Doku im ZDF, dem Zweiten Deutschen Fernsehen, brachte großes Medieninteresse. Es ging um das Aufdecken der Wissenschaftslüge „Wer Schokolade isst, nimmt schneller ab“, der „Schokoladen-Diät“ des „Institute for Diet and Health“. Mit Hilfe einer pseudo-wissenschaftlichen Studie (einer fake-Studie) und ein paar Werbetricks, hatten die Autoren es **geschafft, eine völlig absurde Diät seriös erscheinen zu lassen**. Die Doku zeigte, ich zitiere: „Wie leicht sich die Medien von dubiosen Studien manipulieren lassen.“ Die Studie wurde weltweit verbreitet, alle Medien berichteten darüber, was die Wissenschaft wieder geschafft hatte und dass Schokolade hilft abzunehmen. Dabei existiert das Institut, die diese Studien gemacht haben sollte, gar nicht. So einfach wurden Menschen mit dem Begriff „wissenschaftlich“ manipuliert und viele dachten nun wirklich, dass man mit Zucker vollgepumpter Schokolade Fett verbrennen kann.

Wir kennen die Problematik auch mit **Asbest**. Ein stark krebserregender Baustoff, der bis Mitte der neunziger Jahre in Deutschland häufig benutzt wurde, bevor er verboten wurde. Davor gab es **top-wissenschaftliche Studien** von renommierten Forschern, Laboren und Wissenschaftlern, die **diesem Stoff seine Ungefährlichkeit bescheinigten**. Alle anderen Studien, die vor Asbest warnten, wurden als verschwörerisch abgestempelt. Die Realität danach war desaströs. Tausende von Menschen und besonders Bauarbeiter erkrankten wegen Asbest an Krebs, weil sie diesen wissenschaftlichen Studien geglaubt hatten. Und so ist es mit vielen Studien.

DIE WISSENSCHAFT KANN SICH IRREN, KANN SICH KORRUMPIEREN UND MANIPULIEREN LASSEN, KANN FEHLER MACHEN.

Die **Medizin** ist besonders davon infiziert und somit ist unsere Gesundheit manipulierbar. Viele Ärzte und Forscher, die uns mit Wissen versorgen, bekommen Geld von der Industrie für ihre Mitarbeit. In den Medien wurde schon von Schein-Studien berichtet. Mediziner, die Geld für eine Studie kassieren ohne wirklich eine richtige Studie durchgeführt zu haben, ihr Ergebnis aber „wissenschaftliche Studie“ nennen. Wir kennen Fälle, wo diese Mediziner vor Gericht gelandet sind und ihre Studie widerrufen mussten.

Manche Quellen meinen, dass **bis zu 90% der Studien in irgendeiner Form manipuliert** sind. Ich nenne nur einige Fälle: Astra Zeneca und Bayer Vital, Lucentis. Lipobay und so weiter.

Wissenschaftliche Standards werden nicht immer respektiert

In mehr als der Hälfte aller medizinischen Forschungsarbeiten werden die wissenschaftlichen Standards nicht eingehalten, sagt der klinische Koordinator am Deutschen Zentrum für Neurodegenerative Erkrankungen (DZNE), Dr. Ulrich Dirnagel, der viele medizinische Studien auf ihre Stichhaltigkeit untersucht hat. Er fand heraus, dass die **Dokumentation** von vielen wissenschaftlichen Arbeiten **unvollständig und sogar manipuliert** ist. Dirnagel veröffentlichte seine Untersuchungsergebnisse 2015 im Fach-Journal *PLoS Biology*.

Erfundene medizinische und wissenschaftliche Studien und Erkenntnisse ermöglichen einen **hohen Umsatz** des betreffenden Medikamentes oder anderer Produkte.

Es geht auch um die **Vermeidung von Schadensersatzansprüchen**. Viele Firmen stellen Medikamente her, die mit der Zeit Menschen schaden. Es wird dann mit allen Mitteln versucht, die Ursache des Schadens nicht in den betreffenden Medikamenten zu sehen, sondern woanders. Dafür nutzen sie Labore, Forscher, Mediziner, die mit zahlreichen Studien belegen sollen, dass das Medikament okay ist. Aber nicht immer geht es um Geld. Manchmal geht es um den Namen, **um den Ruf und um Ruhm**. Um den Kampf unter Wissenschaftlern und um gegenseitige Sabotage.

Hiermit möchte ich die Leser nur warnen, nicht einfach blind alles zu glauben, was sich hinter dem Label „wissenschaftlich" verbirgt und nicht all dem, das diesen Namen nicht trägt, unkritisch zu misstrauen.

Kontrolle ist gut, egal aus welcher Ecke Informationen kommen. Das Beste ist das Selbstexperiment: **Selbst testen und aus-**

probieren, was der Ratgeber empfiehlt – solange es nicht schaden kann – ist die richtige Kontrolle.

Der „pensée unique" hindert uns daran, weiterzukommen und andere Wahrheiten zu erfahren, denn die **wahre Gesundheit liegt in deinen eigenen Händen**. Du kannst viel mehr für dich tun, als uns gesagt wird. Du kannst gesund leben ohne Medikamente, ohne chronische Krankheiten, wenn du auf die Natur vertraust, eine positive Einstellung zu dir findest, dich bewegst, deine Ernährung umstellst. In der Ernährung liegt ein Großteil unserer Gesundheit und deine Ernährung liegt in deinen Händen, in deinem Macht- und deinem Wissensbereich und nicht in „wissenschaftlichen Studien". Dieses Wissen zeige ich dir erfolgreich in meinen zahlreichen Büchern, ohne dass ich Mediziner bin.

SIND WIR NICHT EIGENTLICH ALLE EIN BISSCHEN MEDIZINER?

MIT DER „DANTSELOGIK – MEISTERE DEINE GESUNDHEIT" WIRST DU SELBST DEIN EIGENER MEDIZINER

Viele Leute fragen mich, wenn sie eine meiner Theorien lesen, testen und erkennen, dass sie wirken, ob mein Wissen wissenschaftlich untermauert ist, ob es dafür wissenschaftliche Studien gibt. Klar, ich mache meine eigenen Studien, Forschungen und

Experimente mit Probanden und mit mir selbst. Dennoch erfülle ich niemals den Standard der konventionellen, wissenschaftlichen Studien – Gott sei Dank. **Denn mein Wissen und meine Bücher sind nicht wissenschaftlich im Sinne der Schulkonvention**. Würde ich nur nach konventionellen, wissenschaftlichen Methoden vorgehen, würde ich viel Wissen, dass ich mir seit meiner Lehre in Afrika angeeignet habe, nicht anwenden können und somit unzähligen Menschen nicht helfen können. Tausende von Menschen lesen meine Bücher und nirgendwo wurde über mich schlecht berichtet. Ich bekomme viele Zuschriften von Menschen, die sich überglücklich dafür bedanken, wie mein Wissen ihr Leben positiv verändert hat.

Der konventionellen Wissenschaft fehlt der Zugang zu unerklärlichen Bereichen des Lebens (der Bereich, der aber den größten Einfluss auf den Menschen hat) und somit zu einem wichtigen Bestandteil des Menschen. Der zweite Fehler der Wissenschaft ist die Spezialisierung und somit die **Einteilung der Menschen in viele Kategorien, die miteinander nichts zu tun haben.** Das ist aber in der Natur unmöglich. Der Mensch ist Eins, in mehreren Teilen, die alle miteinander verknüpft sind. Du kannst Schmerzen im Auge (Augenarzt) haben, aber das Problem liegt in deinen Genitalien (Urologe). Das sind schon zwei unterschiedliche Experten, die getrennt voneinander arbeiten. Eine Heilung kann so selten nachhaltig sein ohne, dass eine neue Krankheit entsteht. Solche Beispiele zeigen: **Obwohl die Wissenschaft gut und hilfreich ist, kann sie nicht die einzige Methode sein**. Deswegen muss etwas nicht unbedingt wissenschaftlich sein, um gut zu sein und etwas muss nicht schlecht sein, nur weil es nicht wissenschaftlich bewiesen ist.

Denn wissenschaftliche Beweise und Studien sind definitiv nichts, dem man blind vertrauen sollte

Wer am 23.07.18 um 22 Uhr ARD geschaut hat, hat die Sendung über die Manipulation von wissenschaftlichen Studien gesehen. Die Reporter zeigten, wie einfach es ist, jeden Unfug als wissenschaftliche Studie gelten zu lassen und damit Geld zu verdienen. Sogar in sensiblen Bereichen wie bei Krebserkrankungen. Wie man in dieser Sendung sehen konnte, **kann praktisch jeder irgendetwas schreiben und dies dann mit ein bisschen Geschick als wissenschaftlich erklären lassen**.

Fazit: Wichtig ist es für dich, dass dir etwas hilft, ohne Nebenwirkungen, ohne dir zu schaden, egal ob es wissenschaftlich ist oder nicht. Das bedeutet: viel wichtiger als irgendwelche Worte, Texte, Untersuchungen ist dein Kopf.

VERGLEICHE, DENKE SELBST NACH UND LASS NICHT ANDERE FÜR DICH DENKEN

Einführung: Zusammenhang zwischen Krankheit und Ernährung: Was ist Krankheit und warum werden wir krank?

Mit der technischen und industriellen Entwicklung sind viele neue Krankheiten entstanden und manche alten Krankheiten sind aggressiver und gefährlicher geworden. Auf der einen Seite kann man heute viele Krankheiten heilen, aber auf der anderen Seite haben Menschen noch mehr Krankheiten „erfunden“. Wir leben heute ungesünder als die Menschen vor uns.

Warum werden wir krank? Krankheit wird definiert als Störung der körperlichen und psychischen Funktionen. Zu den Funktionen des Lebens gehören auch Verhalten und Emotionen. Das bedeutet, wir werden krank, wenn etwas unseren Körper aus seinem Gleichgewicht gebracht hat. Die Krankheit ist deswegen eine Reaktion, oft eine Abwehr des Körpers gegen einen fremden „Angriff“.

Die Krankheit zeigt sich meist durch äußere Symptome. Diese Symptome sind sehr wichtig, da sie uns verdeutlichen, dass etwas nicht in Ordnung ist, und dass man etwas zur Wiedererlangung des körperlichen Gleichgewichts tun sollte. Sie sind Hilfestellungen.

Viele Krankheiten können psychisch oder körperlich bedingt sein und werden durch Stress, negative Gedanken, Angst, schlechte Lebensführung, Unfälle, Bewegungsmangel, Nebenwirkungen von Medikamenten, Viren und Bakterien, Umweltgifte, schwere körperliche Anstrengungen und schlechte Ernährung hervorgerufen. Gerade die Ernährung, zusammen mit der mentalen Einstellung, spielt die vielleicht größte Rolle in der Entstehung, Entwicklung und Beseitigung von Krankheiten.

Mit der Ernährung können wir schon im Vorhinein viele Krankheiten bekämpfen, bevor sie entstehen, oder sie auch schnell wieder beseitigen, wenn wir doch krank werden. Das bedeutet auch, dass man mit falscher Ernährung und schlechten Lebensmitteln Krankheiten genauso befördern kann.

1. Die häufigsten Ursachen von Krankheiten finden sich in schlechter Ernährung

Viele Studien belegen, dass sich die Menschen in den Industrieländern schlecht ernähren. Diese Studien zeigen, dass über die Hälfte der Erwachsenen in Deutschland übergewichtig sind. 2/3 der Männer und 51% der Frauen bringen zu viele Kilos auf die Waage.

Die deutsche Ernährung ist ungesund, tierische Fette haben das gesunde pflanzliche Fett vom Markt verdrängt. Die Menschen essen zu süß, zu säuerlich, zu viele Fertigprodukte, zu viele künstliche Zusatzstoffe und zu viele Milchprodukte. Fertiges Essen und verarbeitete Lebensmittel enthalten Unmengen an Chemikalien, die das Fettverbrennen unmöglich machen. Je höher der Anteil an Fett und Zucker ist, desto größer ist auch die Kalorienmenge.

Darüber hinaus sind ihre Trinkgewohnheiten häufig extrem ungesund: künstlich hergestellte Getränke, vollgepumpt mit chemischen Mitteln und Konservierungsstoffen (z.B. Softdrinks), viel Alkohol, manchmal noch in der fatalen Verbindung mit künstlichen Süßstoffen (z.B. Alkopops). Gleichzeitig bewegen sich die Deutschen sehr wenig. Die Menschen kochen kaum noch und wenn, dann oft qualitativ minderwertig! Die Konsequenz ist das Übergewicht.

In diesem Buch wird dir gezeigt, dass auch du durch geeignete Lebensmittel nicht nur gesund bleiben, sondern auch dein Wunschgewicht ohne „grausame“ Anstrengung, Verzicht und Depressionen erreichen und halten kannst. Mit diesen Tipps isst du sättigend und abwechslungsreich und du wirst nicht nur garantiert abnehmen, sondern auch Muskeln aufbauen, Cellulite, die sogenannte Orangenhaut, verbessern sowie glattere und straffere Haut bekommen. Außerdem wirst du feststellen, dass du aktiver und weniger müde bist, deine Konzentration sich steigert, du dich jünger fühlst und sich deine allgemeine Lebensqualität verbessert. Du wirst einfach merken, dass du glücklicher und mehr mit deinem Körper im Einklang bist. Das ist aber noch nicht alles! Mit meinen Tipps und Tricks werden außerdem Lust und Leidenschaft beim Sex langfristig angeregt!

Zuerst schauen wir, welche Nahrungsmittel uns krank machen.

Die große Gefahr bei Lebensmitteln ist nicht nur das Lebensmittel selbst, sondern die zugesetzten Chemikalien (Zusatzstoffe, Düngemittel, Pflanzenschutzmittel, usw.) und die Art der Verarbeitung der Landwirtschaftserzeugnisse.

In der modernen Landwirtschaft, der Tierzucht und Massentierhaltung und der Lebensmittelverarbeitungsindustrie findet man viele Krankheitsquellen.

Der Mensch vergiftet sich auf mehrere Arten:

- Direkt, durch die Chemikalien in den Landwirtschaftserzeugnissen
- Durch die Chemikalien und Stoffe, die benutzt wurden, um diese Erzeugnisse zu verschiedenen Nahrungsmitteln zu verarbeiten
- Durch das Fleisch der Tiere, die mit den Landwirtschaftserzeugnissen gefüttert werden
- Durch das Fleisch der Tiere, die mit Chemikalien (wie Hormonen und Medikamenten) großgezogen werden
- Durch das Fleisch der Tiere, das mit Zusatzstoffen und weiteren Chemikalien verarbeitet wurde

- Durch künstlich hergestellte Nahrungsmittel
- Durch gentechnisch veränderte Nahrungsmittel
- Dazu kommt die Vergiftung durch Chemikalien in der Getränkeindustrie
- Durch Zusammenwirken einzelner Stoffe in einem oder mehreren Produkten gleichzeitig

2. Darmstörungen und eine ungesunde Darmflora verhindern das Abnehmen und verursachen Krankheiten

Deine Gesundheit liegt im Darm und ob man abnimmt oder nicht, entscheidet sich oft genau dort. Ein kranker Darm bedeutet nicht nur wenig und ungenügenden Schutz gegen Angriffe von außen (wie z.B. durch Umweltgifte), schnelle und häufige Infektionen wegen eines schwachen Immunsystems (ein großer Teil – über 80% – unseres Immunsystems liegt in unserem Darm), sondern auch schwerfälligen Fettabbau, wegen schwerfälliger Verdauungsprozesse.

Durch falsche Ernährung, hohen Alkoholkonsum, manche Medikamente (Strahlen- oder Chemotherapie, Antibiotika, Kortison) und Umweltgifte wird die Darmflora gestört oder gar zerstört.

Die Darmflora ist vor allem im Dickdarm zuhause und dort findet man über 400 verschiedene Bakterienarten, wie Milchsäurebakterien oder Coli-Bakterien. Diese nennt man Darmbakterien.

Studien haben gezeigt, dass übergewichtige Menschen eine ungesündere Darmflora aufweisen als Normalgewichtige und diese verhindert, dass die Verdauung normal abläuft. Es wurde festgestellt, dass übergewichtige Frauen trotz Diät nicht abnahmen, sobald sie aber ihre Flora „gesäubert“ hatten, beispielsweise durch ein Probiotikum, verloren sie ohne Diät doppelt so viel an Gewicht wie übergewichtige Frauen, die nur Diät hielten.

Erste typische Symptome eines kranken Darms können sein:

- ☹ Blähungen
- ☹ Ein schwaches Immunsystem,
- ☹ Gas im Bauch
- ☹ Hämorrhoiden
- ☹ Lang andauernde Müdigkeit und Antriebslosigkeit
- ☹ Mundgeruch
- ☹ Plötzlicher Durchfall, oft wässrig
- ☹ Schlechtes Hautbild
- ☹ Schluckauf
- ☹ Sodbrennen

- ☹ Ständige Magen- und Bauchschmerzen
- ☹ Ständige Verstopfung, langsame Verdauung
- ☹ Unverträglichkeiten
- ☹ Völlegefühl, das lange bleibt, häufig nach dem Essen, obwohl man gar nicht viel gegessen hat

Darmflora und Gesundheit

Heiler in Afrika sehen einen deutlichen Zusammenhang zwischen einer gestörten Darmflora und einer Vielzahl von Erkrankungen. Die Prozesse im Darm beeinflussen sogar unsere Stimmung und umgekehrt. (Das sogenannte „Bauchgefühl“ ist nicht erfunden, es ist Realität. Mein Naturheilkundelehrer nannte es das dritte Auge in uns).

Ein Ungleichgewicht in der natürlichen Zusammensetzung der verschiedenen Bakterienarten destabilisiert die Darmflora und wir werden krank.

Jede Zelle ist nur so gesund, wie die Qualität der Nährstoffe (frei von Giften), die sie ernährten. Nährstoffe werden im Darm von den „guten“ Darmbakterien verarbeitet und von der gesunden Darmschleimhaut aufgenommen. Im Darm fängt schon die Trennung von Nährstoffen und Giften an. Ein kranker Darm hingegen produziert Gifte bzw. kann Gifte nicht aufhalten, er kann nicht mehr garantieren, dass gesunde Nährstoffe, frei von Giften, die Zellen erreichen. Somit werden die Zellen mit Giften versorgt, was die Verdauungs- und Stoffwechselprozesse nachhaltig stört. Ohne gesunde Zellen keine Gesundheit. Nun versteht man, warum der Ursprung unserer Gesundheit in der Darmgesundheit liegt.

Die moderne Art sich zu ernähren macht den Darm anfällig für Krankheiten: Zu viele mehl-, milch- und zuckerreiche Lebensmittel mit vielen Chemikalien (Zusatzstoffen). Die modernen und westlichen Zivilisationskrankheiten lauern im Darm. Der Industrieernährungsstil ist Feind der Darmflora. Viele Krankheiten entstehen, weil die Darmflora krank und gestört ist.

Folgende Krankheiten können durch eine kranke Darmflora verursacht werden:

☹ Allergien

☹ Autoimmunerkrankungen, wie z.B. Neurodermitis

☹ Anämie

☹ Chronische Müdigkeit

☹ Chronische Entzündungen

- ☹ Diabetes
- ☹ Magen-Darm-Grippe
- ☹ psychische Krankheiten wie Depressionen, Essstörungen, Verwirrung, Angst, Stress
- ☹ Durchfall
- ☹ Hauterkrankungen
- ☹ Immunschwäche
- ☹ Infektionsanfälligkeit
- ☹ Krebs (Bauchspeicheldrüsenkrebs)
- ☹ Leberschaden durch Darmgifte
- ☹ Magen-/Darmschmerzen, Darmkrämpfe, Magengeschwüre
- ☹ Darmentzündungen
- ☹ Müdigkeit und Konzentrationsschwäche als Folgen des Leberschadens durch Darmgifte
- ☹ Ständige Migräne und Kopfschmerzen
- ☹ Nahrungsmittelunverträglichkeiten
- ☹ Vitamin- und Mineralmangel, besonders Eisen, durch schlechte Nährstoffaufnahme
- ☹ Pilzinfektionen
- ☹ Vaginalpize

- ☹ Pilzinfektionen der Eichel
- ☹ Harnwegsinfekte
- ☹ Blasenentzündung, besonders nach dem Sex
- ☹ Schmerzen bei oder nach dem Sex

Besonders Menschen, die eine Antibiotika-Therapie hinter sich haben, haben danach eine kranke Darmflora, denn Antibiotika zerstören die Darmflora.

3. Welche Lebensmittel schaden der Gesundheit?

3.1 Milch und Milchprodukte: Eine Gefahr für die Gesundheit

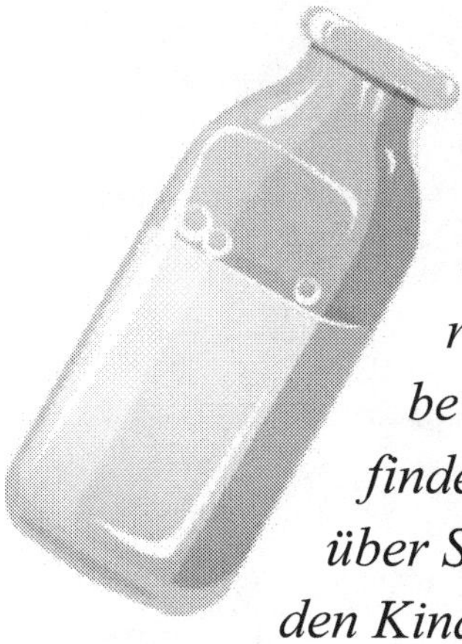

„Wenn Ihr Leben so verbittert wäre wie meins, und Sie Tag für Tag dieses Massaker an unschuldigen Kindern durch eine völlig ungeeignete Ernährung mit ansehen müssten, dann glaube ich, würden Sie genau wie ich empfinden: Diese fehlgeleitete Propaganda über Säuglingsnahrung sollte als Mord an den Kindern betrachtet werden. Jeder, der aus Unwissenheit oder auch leichtfertig dafür sorgt, dass ein Baby mit ungeeigneter Nahrung gefüttert wird, kann an dem Tod des Babys für schuldig befunden werden."
Dr. Cicely Williams, Milk and Murder, 1939. Sie war eine prominente Kinderärztin und hielt diese Rede 1939 in Singapur. (Übersetzung: http://www.zentrum-der-gesundheit.de/babynahrung.html)

Die Annahme, dass Milch sehr reich an Kalzium und deswegen gesund sei, ist trügerisch, denn die Kuhmilchproduktion ist extrem ungesund. Was die Kühe fressen, um so viel Milch zu produzieren, macht die Milch zum Gesundheitsrisiko.

Der Verzehr von vielen Milchprodukten verursacht viele Probleme in unserem Körper und in unserer Psyche.

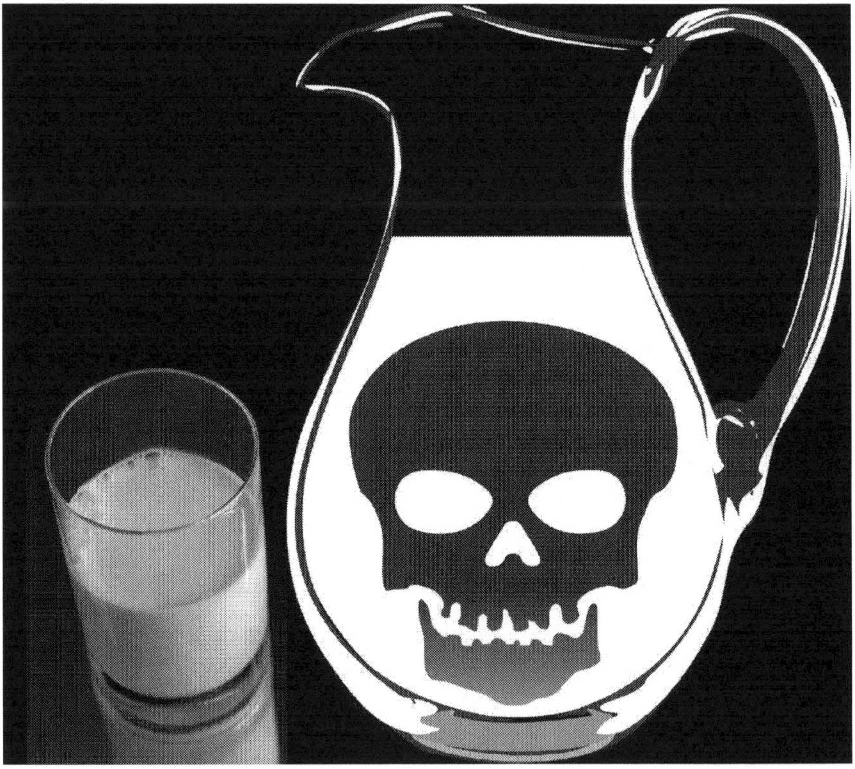

Milch trägt dazu bei, dass unser Körper übersäuert wird und somit viele Bakterien die Möglichkeit haben, zu entstehen, sich zu vermehren und sich richtig wohl zu fühlen.

Studien haben zum Beispiel gezeigt, dass Asiaten (Chinesen und Japaner) die sogenannten Zivilisationskrankheiten kaum kannten, bis sie begannen, in großem Stil Milch zu trinken, Milchprodukte zu essen und/oder beim Kochen zu verwenden.

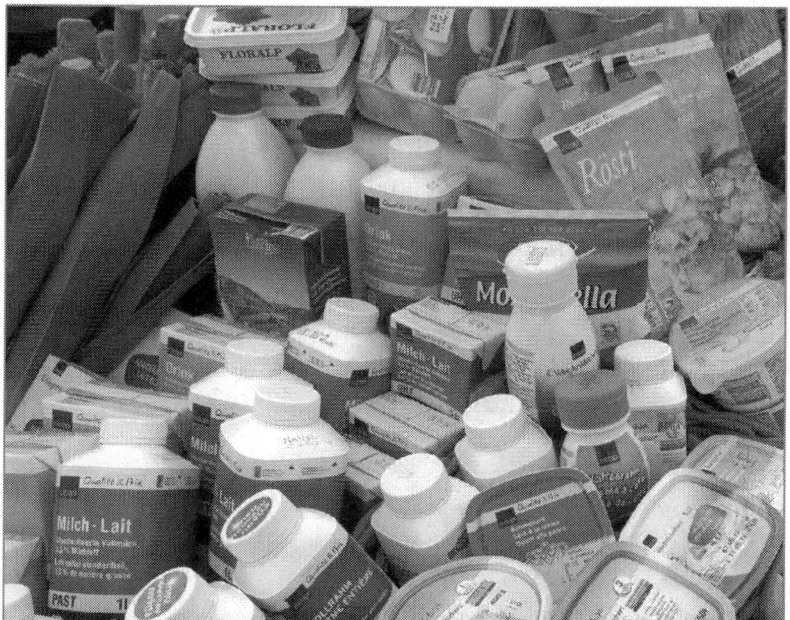

In Kamerun wurde früher gar keine Viehzucht für Milch betrieben, da man schon seit tausenden von Jahren wusste, dass Tiermilch nicht für den Menschen bestimmt ist und noch weniger, wenn er schon erwachsen ist. Aber auch in Kamerun konnte man schnell beobachten, dass Menschen, die die westliche Ernährungsmethode mit viel Milch und Milchprodukten sowie Fertiggerichten übernahmen, auch häufiger an diesen Zivilisationskrankheiten litten. Fast alle fertigen Nahrungsmittel aus dem Supermarkt sind mit Milch zubereitet.

In meiner Buchreihe „Verkrebste Generation", habe ich viel darüber in Zusammenhang mit Krebs geschrieben. Hier ein Auszug:

„*…Wie auch bei Pillen, Chemotherapie, Bestrahlungen und manchen Medikamenten, sind bei den Milchprodukten die Meinungen auch unter Wissenschaftlern sehr unterschiedlich und sehr umstritten. Die einen meinen, wegen des hohen Calciumgehalts, und des nahezu idealen Verhältnisses der Proteine, Fette und Kohlenhydrate in Milch, sind Milch und Milchderivate exzellente Nahrungsmittel. Viele Studien aber warnen vor Milch und Milchprodukten, die auch Krebs auslösen können. Milch enthält hohe Mengen an Östrogen und Progesteron, die das Brust-, Ovarial- und Gebärmutterkrebsrisiko signifikant erhöhen können. Das Futter der Milchkühe hat sehr wenig mit Grün zu tun, umso mehr mit Kraftfutter, das immer noch fleißig mit Chemie und Giften (Pestizide, Herbizide, Fungizide, Medikamente usw.) versetzt wird, sagen die Kritiker. Ihre Kritik wird durch* *die zunehmende Verbreitung von Laktoseintoleranz in der Bevölkerung befeuert. Kuhmilch ist für Kälber auch nur in der Zeit, in der sie noch kein Gras fressen können, gesund. Die Natur hat nicht vorgesehen, dass Menschen im Erwachsenenalter noch Milch trinken, betonen sie.*

Einige Studien weisen ein erhöhtes Krebsrisiko durch Milch nach, andere kommen nicht zu diesem Schluss. Wie immer werfen sich Gegner und Befürworter gegenseitig vor, Verschwörungstheoretiker, Panikmacher bzw. Geldhaie, Wissenschaftler im Solde der Wirtschaft und des Kapitals zu sein.

Es ist klar, dass Milch und Milchprodukte Grundnahrungsmittel in den westlichen Ländern sind. Die meisten Gerichte, Gebäcke, Kuchen, Schokolade, Süßigkeiten, enthalten mehr oder weniger etwas, das von Milch kommt. Deswegen ist Milch für die Wirtschaft und Lebensmittelindustrie essentiell und wir Verbraucher am Ende können nicht genau wissen, was stimmt und was nicht stimmt. Auch Berichte in den Medien können deswegen tendenziös sein.

Nun, was sagt eine seriöse wissenschaftliche Studie der Harvard University dazu?

Ich möchte hier im Sinne dieses Buches Fakten und Informationen aus meinen Recherchen vorlegen, die Ver-

braucher dazu bringen sollen, ihren Blick auf die Milch zu erweitern und Risiken besser abzuschätzen.

Auch wenn angenommen wird, dass Milch gesund wäre, ist die Frage doch, ob die industriell verarbeitete Kuhmilch auch noch wertvoll ist? Damit die Milch haltbar bleibt, wird sie erhitzt, filtriert und verarbeitet (pasteurisiert, homogenisiert usw.). Die Inhaltstoffe der Milch werden somit verändert und verlieren ihre Wirksamkeit. Die neue Milch hat nichts mehr mit der Naturmilch zu tun. Zum Beispiel wird das gute Fett durch diesen industriellen Vorgang so feinfiltriert, dass es dem menschlichen Körper nicht mehr so guttut wie das ursprüngliche Fett.

Eine Studie der Harvard University sieht einen Zusammenhang zwischen Krebs und pasteurisierter (Industrie-) Milch

Eine Forschergruppe, geleitet von Doktor Ganmaa Davaasambuu, sieht nach einer Studie einen Zusammenhang zwischen pasteurisierter Milch und Krebserkrankungen (Brustkrebs, Prostatakrebs, Eierstockkrebs). Untersucht wurde industriell verarbeitete Milch in den USA. Als Vergleichswert diente naturbelassene Milch aus der Mongolei. Insbesondere hormonabhängige Krebsformen wie Brust- oder Prostatakrebs (vielleicht hatte meine Mutter doch Recht, als sie sagte, dass

Milch dem Genitalbereich der Männer Probleme bereiten kann?) sollen durch Industriemilch begünstigt werden. In dieser Untersuchung wurde festgestellt, dass Industriemilch 33-mal mehr Östrogen enthält als die natürliche Milch aus der Mongolei. Doktor Davaasambuu sagte gegenüber der Harvard Gazette: „Die Milch, die wir heute trinken, hat möglicherweise nichts mehr mit dem perfekten Nahrungsmittel der Natur zu tun."

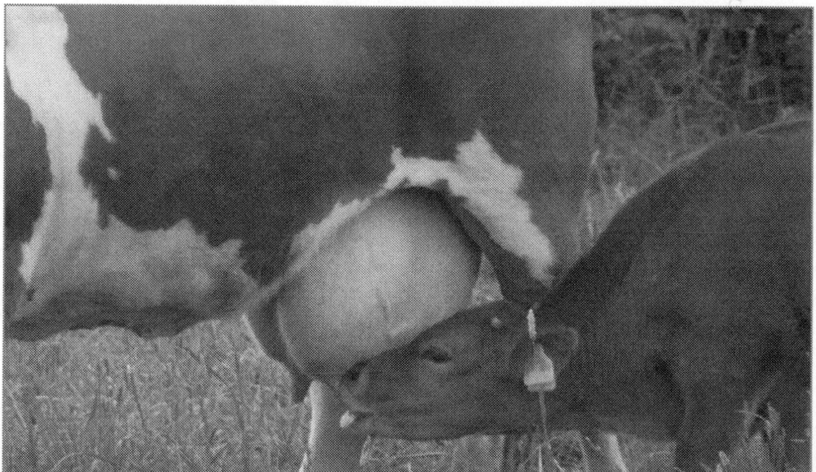

Die Studie vermutet die Ursachen in der Art des Futters und der Tierhaltung in modernen Landwirtschaftsbetrieben. Das Futter der Tiere ist mit Hormonen und

Medikamenten vermischt und diese gelangen in die Milch. Nach der Studie von Harvard gäbe es eine mögliche Verbindung zwischen den weiblichen Sexualhormonen in der Milch schwangerer Kühe und der Entwicklung von Brust-, Ovarial- und Gebärmutterkrebs.

Auch schon frühere Krebsstudien verwiesen auf Milchkonsum

Eine internationale Vergleichsstudie bestätigte Dr. Davaasambuus Hypothese, dass der Verzehr von Milchprodukten die Wahrscheinlichkeit der Krebserkrankungen erhöht. Es wurde der Zusammenhang zwischen Ernährungsgewohnheiten und Krebsraten in 42 Ländern untersucht. Man stellte fest, dass es eine Beziehung zwischen Milch- bzw. Käsekonsum und Hodenkrebs gibt. Am höchsten waren die Krebsraten in Ländern wie der Schweiz, wo viel Käse konsumiert wird. In Ländern, in denen wenig bzw. selten Milchprodukte konsumiert werden, waren weniger Erkrankungen zu melden.

Ein deutlicher Zusammenhang zwischen Milch und Krebs zeichnet sich auch in Japan ab. Die Zahl der Erkrankungen an Prostatakrebs und Brustkrebs sei mit dem gesteigerten Milchkonsum im Laufe der letzten 50 Jahre stark gestiegen.

Brustkrebs-Studien warnten wiederum konkret vor Milch und Käse. Eine weitere Studie bestätigte, dass Ratten, die mit Milch gefüttert wurden, eher Tumore entwickelten, als Ratten, die stattdessen Wasser tranken.

Auf der Seite der Harvard School of Public Health (http://www.hsph.harvard.edu/nutritionsource/what-should-you-eat/calcium-and-milk/) steht, „... Calcium is important. But milk isn't the only, or even best, source ... While calcium and dairy can lower the risk of osteoporosis and colon cancer, high intake can increase the risk of prostate cancer and possibly ovarian cancer."

Ein Bericht über Milch auf der Webseite des bayerischen Fernsehens bestätigt auch die Vermutung der Verbindung zwischen Krebserkrankungen und Milchprodukten, auch wenn der Bericht sehr vorsichtig ist: „Wann ist sie gesund? Wann macht sie krank? ... Momentan ist die Studienlage so, dass ein erhöhter Milchkonsum das Risiko von Dickdarmkrebs senken kann. Eventuell erhöht aber ein Milchkonsum das Risiko für Prostatakrebs. Allerdings nur, wenn gleichzeitig sehr viel Kalzium zugeführt wird und wenig Vitamin D... Man sollte also auf keinen Fall mehr als 1.500 mg Kalzium pro Tag essen und darauf achten, dass genügend Vitamin D zugeführt wird. Bei Brustkrebs ist die Studienlage nicht eindeutig..."

Nitrit-Verbindungen: *Es ist bekannt, dass in vielen Käsen und weiteren Milchprodukten Nitrit vorhanden ist, das im Magen Nitrosamine bilden kann. Auch viele Arzneimittel bilden aus Nitrit zusammen mit anderen Nahrungsmitteln Nitrosaminverbindungen, die äußerst wirksame Krebserzeuger sind.*

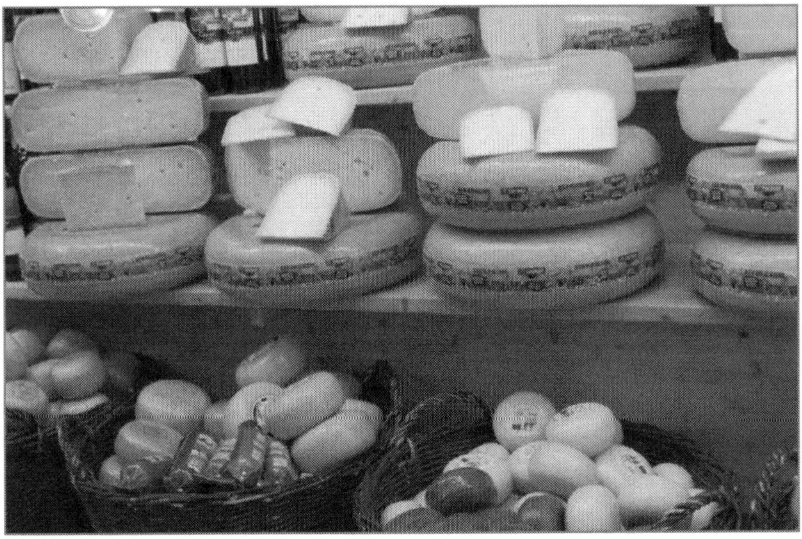

Aflatoxine B1 – sehr gefährlicher krebsauslösender Stoff in Milch

Aflatoxine sind natürlich vorkommende Pilzgifte, die erstmals beim Schimmelpilz nachgewiesen wurden.

Es gibt über 20 natürlich vorkommende Aflatoxine, von denen Aflatoxin B1 als das für den Menschen gefährlichste gilt. Neben Aflatoxin B1 haben vor allem die To-

xine B2, G1 und G2 sowie die in Milch vorkommenden Derivate M1 und M2 eine größere Bedeutung.

„Aflatoxine haben bei Konzentrationen um 10 µg/kg Körpergewicht akut hepatotoxische Wirkung (Leberdystrophie), wirken jedoch schon bei geringeren Konzentrationen und vor allem bei wiederholter Aufnahme karzinogen auf Säugetiere, Vögel und Fische. Die letale Dosis von Aflatoxin B1 beträgt bei Erwachsenen 1 bis 10 mg/kg Körpergewicht bei oraler Aufnahme. Im Tierversuch mit Ratten (letale Dosis 7,2 mg/kg Körpergewicht) wurde die Karzinogenität einer Tagesdosis von 10 µg/kg Körpergewicht eindeutig nachgewiesen. Aflatoxin B1 ist damit eine der stärksten krebserzeugenden Verbindungen überhaupt." (Wikipedia)

Wegen der gefährlichen Wirkungen der Aflatoxine wurden in vielen Ländern der Erde und auch innerhalb der Europäischen Union Grenzwerte (Höchstgehalte) festgelegt.

Aflatoxine sind hitzestabil und werden beim Kochen oder Backen nur zu einem geringen Teil zerstört. Sie können mit der Nahrung oder mit belasteter Luft aufgenommen werden

Werden aflatoxinhaltige Agrarprodukte als Futtermittel verfüttert, können die Aflatoxine in Lebensmittel wie Milch übergehen.

Dioxine und die dioxinähnlichen polychlorierten Biphenyle (PCB)

Diese chlorhaltigen Substanzen sind in Milch und Milchderivaten enthalten und sehr giftig, manche sind sogar krebserregend. Da Dioxine und PCB Fett lieben, steigt das Risiko für den Menschen, diese Stoffe zu sich zu nehmen, mit dem Fettgehalt der Nahrungsmittel. Dioxine und PCB sind sehr langlebige Substanzen. Sie bauen sich kaum ab, wenn sie einmal im Fettgewebe eingelagert sind. Je älter man wird und bei kontinuierlicher Aufnahme der Gifte, desto höher steigt ihr Gehalt im Körper, und das bedeutet eine höhere Wahrscheinlichkeit von Krebserkrankungen.

Milch, Osteoporose und andere Beschwerden:

Bei meinen Recherchen habe ich alte Studien gefunden, die zeigen, dass Milch zu Osteoporose führen kann. Dr. Ganmaa Davaasambuu dazu: „Hinsichtlich der Östrogenbelastung für den Menschen macht uns Kuhmilch am meisten Sorgen, da sie eine beträchtliche Menge an weiblichen Geschlechtshormonen enthält.“

Ich weiß aus meiner eigenen Erfahrung, was ein reduzierter Konsum von Milch und Milchprodukten bewirken kann, und ich weiß auch, dass meine Kunden und viele Menschen in meiner Umgebung, die weitgehend auf Milchprodukte verzichten, berichten, dass sie sich besser fühlen (Verbesserung des Körpergeruches und der Haut, Verschwinden von Migräne, Gewichtsabnahme, besonders an Hüfte und Bauch, Verschwinden von schmerzhaften Regeln, Stärkung der sexuellen Lust und der Virilität uvm.).

Die weltweit anhaltend steigende Häufigkeit hormongesteuerter Krebsarten muss uns zwangsweise dazu bringen, auch über die mögliche Rolle endogener Östrogene in der Ernährung intensiv zu diskutieren, und zufälligerweise enthält Kuhmilch eine beträchtliche Menge Östrogene.

Das bedeutet, dass Indizien vorhanden sind, die uns Menschen dazu bringen sollten, unsere Haltung zur Milch genau zu prüfen. Vielleicht hat die urafrikanische Weisheit doch Recht? Aber ich weiß, dass es eine harte Auseinandersetzung bleiben wird, was Milch kann und wie Milch schaden kann. Das Beste ist, für einige Zeit darauf zu verzichten, um die Veränderungen am eigenen Leibe und an eigener Seele zu erfahren.“

Es gibt auch einen möglichen Zusammenhang zwischen Milch und Parkinson oder Diabetes.

3.2 Weizen: Wie Weißmehl depressiv macht

Der Weizen der modernen Zeit hat nichts, aber auch gar nichts mehr zu tun mit dem gesunden Weizen von früher. Durch Züchtung und Genmanipulation sind viele Getreidesorten – wie der Weizen – zu einer Hochleistungspflanze mit wenigen Nährstoffen geworden. Weizen ist heute eine Kreuzung verschiedener Arten und enthält fast 50% Gluten (Klebereiweiß), damit die industriellen Backprozesse perfektioniert werden konnten. Noch vor 50 Jahren hatte Weizen nur 5% Gluten. Durch Gluten entsteht die Elastizität des Teigs; ohne Gluten ist es praktisch unmöglich, die uns bekannten Backwaren herzustellen.

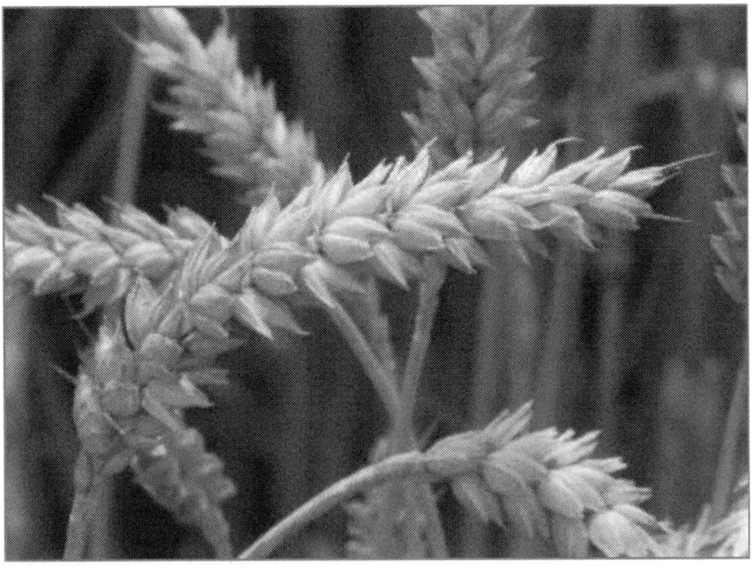

Laut Wikipedia ist Gluten, Kleber oder Klebereiweiß, ein Sammelbegriff für ein Stoffgemisch aus Proteinen, das im Samen einiger Arten von Getreide vorkommt. Wenn Wasser zu Getreidemehl gegeben wird, dann bildet das Gluten beim Anteigen aus dem Mehl eine gummiartige und elastische Masse, nämlich den Teig. Der Kleber hat für die Backeigenschaften eines Mehls eine zentrale Bedeutung.

Getreide mit hohem Glutengehalt sind Weizen, Dinkel, Roggen, Kamut, Emmer, Einkorn. Glutenfrei sind dagegen Hirse, Mais und Reis, Quinoa, Amarant und Buchweizen. Getreide mit wenig Gluten sind Hartweizen, Hafer und Gerste.

Die Industrie benutzt Gluten auch als Klebstoff und genauso verklebt es unseren Körper und verhindert so die Aufnahme von Nährstoffen. Das führt zu einem Nähstoffmangel. Die Folge für den Körper sind chronische Entzündungen, die wiederum chronische Krankheiten wie Krebs verursachen. Außerdem beschleunigt es den Alterungsprozess.

Die Weiterverarbeitung mit Chemikalien macht ihn dann noch mehr zu einer Gefahr für die Gesundheit: Weizenwampe, Weizensucht, Fettleibigkeit, Rettungsringe, Schizophrenie, Bauchschmerzen, Verdauungsbeschwerden, Darmkrebs, Diabetes, Herzinfarkt, Übersäuerung, Müdigkeit, Osteoporose, Bluthochdruck und Allergien sind einige Krankheiten, die durch den Konsum von Weizen entstehen können.

Wie alle Lebensmittel, die reich an Kohlenhydraten und Stärke sind, lassen Getreideerzeugnisse, wie Brot oder Nudeln, den Blutzuckerspiegel rapide ansteigen. Daraufhin produziert die Bauchspeicheldrüse sehr viel Insulin, was eine vorzeitige Alterung der Zellen zur Folge hat.

Zu viel Getreide und Getreideprodukte, bzw. die Mischung aus Getreide und anderen industriellen Lebensmitteln, machen uns nicht nur krank, sondern auch schneller alt.

Menschen, die wenig Getreide essen, haben ein viel schöneres Hautbild. Sie haben weniger Falten im Gesicht, ihre Haut wird nicht so schnell schlaff und ihre Muskeln nicht schlapp.

Weizen-Wahnsinn – Mein Experiment: Wie Weißmehl mich depressiv machte

Der Zusammenhang zwischen Weißmehl und psychischen Krankheiten.

Beobachtungen aus meinem Coaching machten mich noch aufmerksamer auf Weißmehl. Einige meiner Coachingkunden, die psychische Beschwerden hatten, liebten Weißmehl. Sie berichteten mir, dass sie manchmal Anfälle hatten, bei denen sie pures Weißmehl brauchten und zu sich nahmen. Einige mischten es einfach mit Zucker und aßen es, andere mischten das Mehl mit Wasser und Zucker und tranken die Mischung oder sie machten schnell Pfannkuchen. Besonders bei Klienten mit starken psychischen Störungen wie Borderline waren Mehlprodukte fast eine Sucht.

Eine Klientin rief mich an und sagte: „Dantse, ich bin wieder ganz unten. Ich habe zwei Tassen Weißmehl mit Wasser vermischt getrunken. Ich kann nicht mehr. Ich habe Angst. Ich will mich umbringen.“ Was hatte das Mehl dabei für eine Rolle gespielt? Das weiß ich nicht genau. Aber bei dieser Frau waren immer irgendwie Mehlprodukte in der „Nähe“, wenn sie Anfälle hatte.

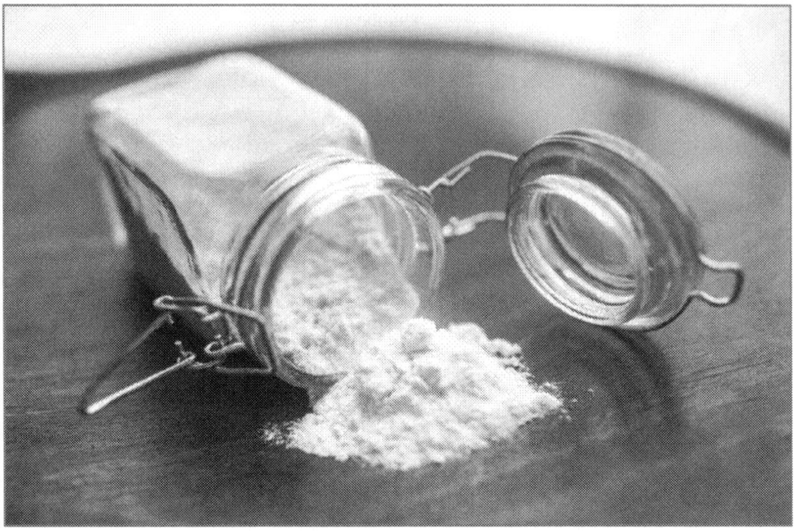

Eine andere Klientin, die an Borderline erkrankt war, konnte innerhalb von nur 15 Minuten ein ganzes Baguettebrot aus Weißmehl in Stückchen reißen, in einfaches Öl tunken und essen. Weißbrot war für sie genauso schlimm wie die Krankheit selbst. Diese Verhaltensweisen brachten mich erst richtig darauf, über den Zusammenhang zwischen Weizen und psychischen Krankheiten wie Depressionen zu recherchieren.

Ich machte dann mit mir selbst das Experiment und aß sehr viel Weißmehl, in allen Formen, auch pur, wie diese Klienten. Nach 5 Tagen veränderte sich meine Stimmung total. Ich war tatsächlich depressiv und aggressiv. Ich fühlte mich allgemein unwohl, ohne einen Grund dafür zu haben. Ich wurde stetig kraftloser und fand kaum Antrieb für Sport, den ich normalerweise begeistert betreibe.

Ich trank auf einmal viel Cola, ein Getränk, das ich normalerweise nicht mal einmal im Jahr trinke. Aber der Durst auf kohlensäurehaltige Getränke war sehr groß, auch auf Wasser mit Kohlensäure. In diesen 5 Tagen veränderte sich auch mein Zucker- und Salzkonsum enorm. Was ich wirklich sehr stark feststellte war, dass ich, ein positiv denkender Mensch, auf einmal angefüllt war mit negativen Gedanken und Schuldzuweisungen an Dritte. Ich kam kaum noch raus aus meinen negativen Gedanken. Diese Stimmung verbesserte sich für einen Moment, wenn ich wieder Weißmehl zu mir nahm, kurze Zeit später intensivierte sich aber diese Nervosität und dieses Antriebslosigkeitsgefühl dann wieder.

Ich spürte ebenfalls eine Lustlosigkeit auf Sex, denn ich bekam Probleme mit der Erektion. Ich hatte zum ersten Mal in meinem Leben stundenlang Migräne und Kopfschmerzen sowie weitere Beschwerden wie Bauchschmerzen, schweren Stuhlgang, Pickel, Schmerzen in den Knochen, plötzliches Herzrasen usw.

Bemerkenswert war, dass die Symptome wie magisch nur einen Tag später anfingen zu verschwinden, als ich das Weißmehl nicht mehr zu mir nahm und meine Ernährung total änderte. Auch meine Erektion wurde wieder normal. Aber ich kämpfte ein bisschen, um der langsam einsetzenden Sucht nach Brot zu entkommen. Dass ich Gewicht zugelegt hatte, merkte ich erst einige Tage später.

Es war mir nach dieser Erfahrung, die ich in dem Buch „Weizen-Wahnsinn" detailliert darstellen werde, klar, dass Weizen – zumindest mich – süchtig macht, mich dazu bringt, mich auch sonst schlechter zu ernähren (mehr Salz, Zucker, Butter, Milch), mich körperlich krank macht und vielleicht sogar auch psychisch! Leider wird nicht viel darüber berichtet, aber die Berichte, die ich fand, tendieren dazu, mein Experiment und meine Beobachtungen zu bestätigen. Weißmehl scheint bestimmte Menschen wirklich süchtig zu machen wie Zigaretten und Alkohol. Ich konnte noch nicht feststellen, ob erst die Krankheit diese Menschen süchtig nach Mehl macht oder ob das Weißmehl ihre Krankheit verstärkt oder gar verursacht.

***

Immer mehr wissenschaftliche Studien belegen, dass Weizen unsere Gesundheit, speziell unsere Denkleistung und unser Gedächtnis, massiv angreift, es zerstört schleichend unser Gehirn und macht uns dümmer. Folgen können chronische Kopfschmerzen, massive Schlafstörungen, Demenz oder Alzheimer sein.

Dr. William Davis, Kardiologe, zeigt in seinem Buch „Wheat Belly“ (2011), wie uns genmanipulierter Weizen abhängig macht und sogar unsere Gedanken und unser Verhalten steuern kann. Durch natürliche Abwehrstoffe verhindert Weizen, dass Mineralien im Körper optimal aufgenommen werden. Die Folge kann eine Veränderung der Stoffwechselprozesse sein, was sich auch geistig bemerkbar machen kann.

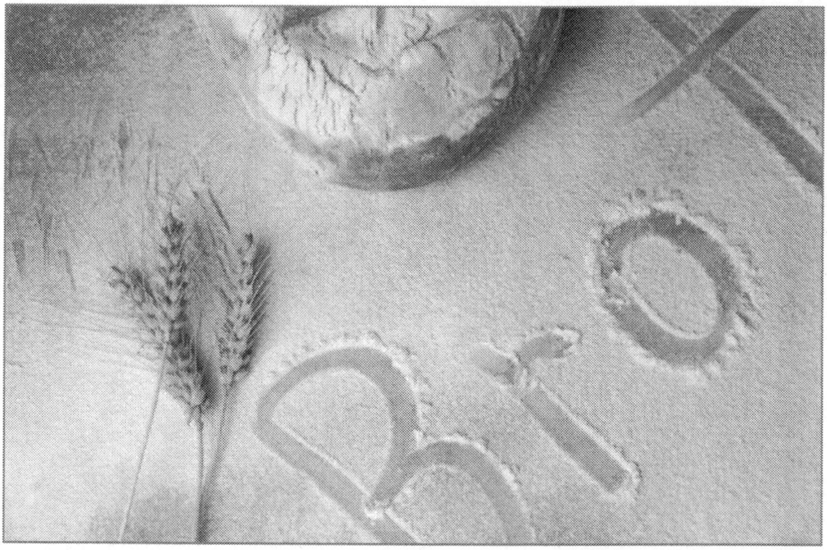

Die Weiterverarbeitung des Weizens mit verschiedenen Chemikalien macht ihn dann noch mehr zu einer Gefahr für die Gesundheit: Weizenwampe, Weizensucht, Fettleibigkeit, Rettungsringe, Schizophrenie, Bauchschmerzen, Verdauungsbeschwerden, Darmkrebs, Diabetes, Herzinfarkt, Übersäuerung, Müdigkeit, Osteoporose, Bluthochdruck und Allergien sind einige Krankheiten, die durch den Konsum von Weizen entstehen können.

Krebserregende Stoffe in Getreiden (Mehl, Reis, Soja, Mais, Weizen usw.), raffiniertem Mehl und Backwaren

Getreide können auch krebserregende Gifte, wie das Herbizid Glyphosat enthalten. In der Landwirtschaft wird dieses weltweit am häufigsten verkaufte Herbizid aber gerne benutzt, um die Getreideernte zu verbessern.

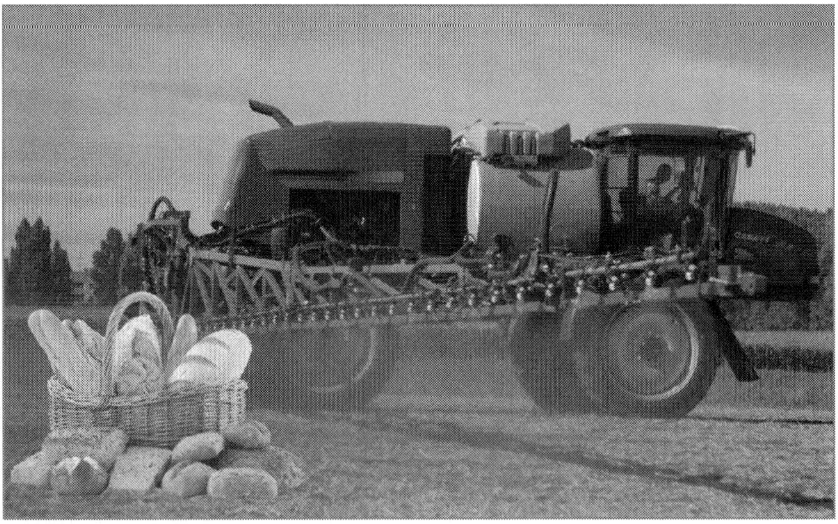

Das Pflanzengift steht allerdings unter Verdacht, bei Menschen und Tieren das Erbgut zu schädigen und Krankheiten wie Krebs auszulösen.

Nach Untersuchungen von BUND und ÖKO-TEST, wurde das Herbizid im Urin von 182 Großstädtern aus 18 europäischen Staaten nachgewiesen. 70 Prozent aller Proben in Deutschland sind belastet, d.h. bei sieben von zehn untersuchten Großstädtern in Deutschland war das Unkrautvernichtungsmittel im Urin, so der BUND. Das ist der Beweis, dass – entgegen den Versprechungen der Produzenten – sich dieser Wirkstoff über die Nahrungskette verbreitet und die Bevölkerung in Europa zu weiten Teilen mit Glyphosat belastet ist.

ÖKO-TEST hat 2012 Mehl, Haferflocken und Backwaren auf Glyphosat untersuchen lassen und wurde in 14 von 20 Proben fündig. Vor allem waren acht der zehn untersuchten Brötchen belastet, was beweist, dass Glyphosat die Backtemperaturen übersteht.

3.3 Obst ist gut und gesund, aber zu viel Obst kann auch krank und dick machen

Obst ist und bleibt die beste und gesündeste Alternative bei Hunger zwischendurch – im Gegensatz zu einer Tafel Schokolade oder einem Stück Kuchen. Aber man sollte ein bisschen auf die Menge achten.

Apfel, Orange, Birne, Mango, Ananas und Co. sind super gesund und lecker, aber ihr Verzehr kann leider auch unangenehme Folgen haben, wenn man sie zu oft zu sich nimmt. Sie können sogar fett machen, denn in den Früchten verstecken sich auch Kohlenhydrate und Fruchtzucker. Obst allein macht außerdem nicht richtig satt.

Dazu kann der Fruchtzucker (wenn er in großen Mengen vorhanden ist) im Gehirn ein Hungergefühl auslösen bzw. er führt nicht dazu, dass das Gehirn uns sagt, dass wir satt sind. Man tendiert deswegen dazu, noch mehr zu essen, obwohl man keinen Hunger hat. So kann man mit Obst viele Kalorien ansammeln und dabei entgegen der guten Absicht abzunehmen handeln.

Eine andere Gefahr sind die Chemikalien mit denen das Obst heute behandelt wird. Viele dieser Chemikalien stören den Fettstoffwechsel. Wie ich schon öfter erwähnte, gilt auch hier das Mantra: „Die Dosis macht das Gift“.

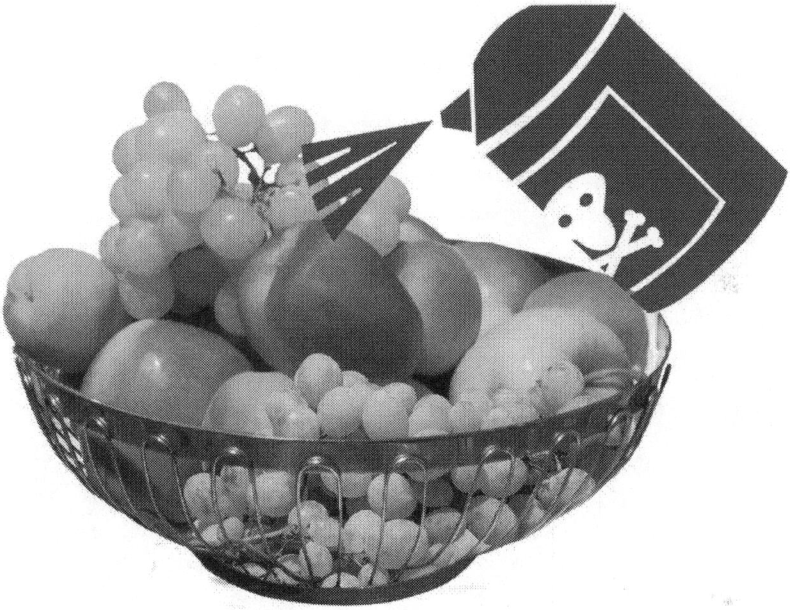

3.4 Raffinierte und künstliche Zucker

Zucker kann wie ein Gift wirken. Das Gift schmeckt aber so gut und wir machen uns glücklich mit unserer Schokolade, unseren Süßigkeiten, Kuchen, Fertiggerichten, Medikamenten, Getränken, mit unserem Joghurt, Eis, Naschzeug, usw. Täglich landet dieses Gift in Erwachsenen und Kindern, sogar in Babys, obwohl es doch einer der größten Killer überhaupt ist, wie Studien aus den USA zeigen. Bis zu 35 Millionen Menschen sterben jährlich indirekt am Konsum von Zucker.

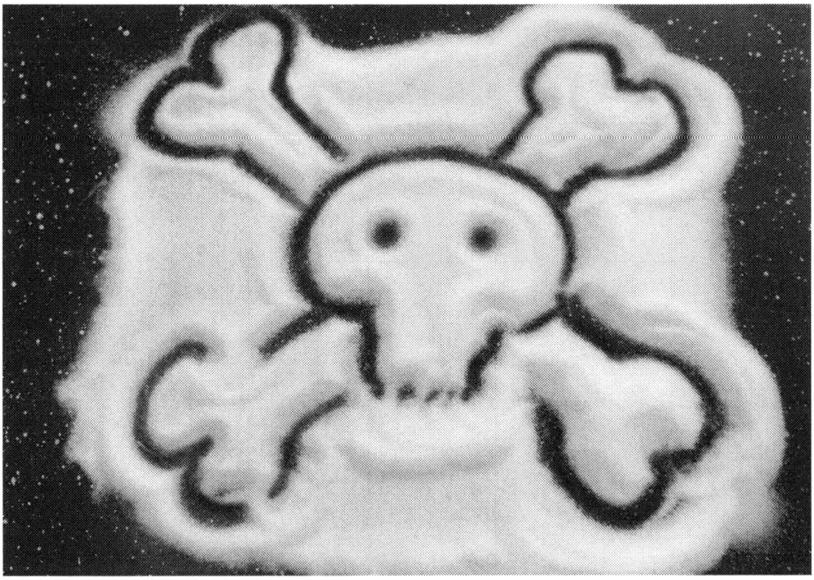

Da Weizenprodukte durch das Hinzufügen von Zucker erst richtig lecker werden, führt der Zucker dazu, dass exzessiv Weizen konsumiert wird. Zucker greift die Milchzähne bei Kindern an. Zucker ist eine der Hauptursachen von Übergewicht.

Eine zuckerreiche Ernährung erhöht die Synthese von Insulin (Hormon-Speicher) und verringert die Produktion von Glucagon (das Hormon, das zum Abbau nötig ist), dem Gegenspieler des Insulins. Ein hoher Insulinspiegel führt zu Gewichtszunahme. Diese Gewichtszunahme senkt den Testosteronspiegel (Vertrauenshormon und Muskel-Synthese). Ein niedriger Testosteronspiegel fördert ebenfalls die Gewichtszunahme!

Viele Süßigkeiten können die Gefäße verkleben und dafür verantwortlich sein, dass diese schneller altern.

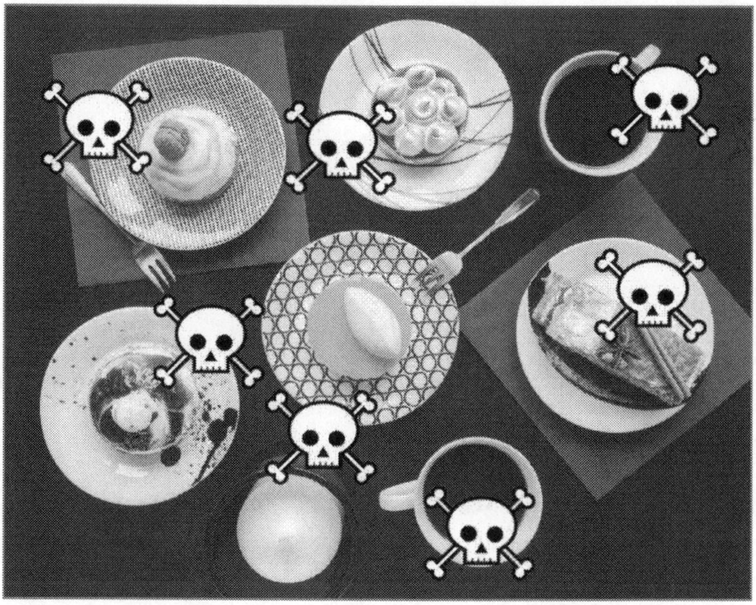

Ein zu hoher Konsum von zuckerhaltigem Essen (Zucker, Süßigkeiten, Kuchen, Getränken usw.) greift auch die Haut an. In einer Studie, die im *British Journal of Dermatology* veröffentlicht wurde, erklären die Forscher, dass Zucker Proteine im Körper verbreitet, die das Kollagen und die Elastizität der Haut schädigen und die Alterung beschleunigen.

Krebs liebt Zucker und besonders industriellen Zucker (raffinierten Zucker). Industrieller Zucker ist in fast allen fertigen Gerichten, Softdrinks, Backwaren und Baby- und Kleinkindnahrung versteckt, oft unter anderen Namen wie Saccharose, Sirup, Fruchtzucker, Fructose, Glucose, Laktose, Maltose, oder auch nur einer E-Nummer oder chemischen Formel. Viele Produkte werden mit dem Slogan „ohne Zuckerzusatz“ beworben, enthalten aber als Inhaltstoff Fructose. Das ist eine klare Lüge, da Fructose ein Zucker ist, der aus Früchten gewonnen wird. Der US-Forscher Robert Lustig, der mit seinem Team eine Studie über die „giftige Wahrheit“ von Zucker durchgeführt hat (veröffentlicht in *Nature* Bd. 482 2012), sagte: „Es gibt immer mehr wissenschaftliche Beweise dafür, dass Fructose etliche chronische Krankheiten auslösen kann und giftig für die Leber ist. […] Ein bisschen Zucker ist zwar kein Problem, aber viel Zucker tötet – wenn auch nur langsam."

Zucker macht dick und fett und Krebs liebt es dort, wo Fett ist.

Es ist wissenschaftlich bewiesen, dass Tumorzellen zur Vermehrung viel Zucker brauchen. Viele Forscher, wie Professor Lewis Cantley, von der Harvard Medical School, vermuten, dass in einigen Fällen ein hoher Zuckerkonsum Krebs überhaupt erst entstehen lässt. Und mit raffiniertem Zucker (industriell hergestelltem Zucker) treibt man den Insulinwert noch schneller nach oben und lässt die Krebszellen auch viel schneller wachsen als mit normalem Zucker.

Dank Fructose können sich Krebszellen blitzschnell reproduzieren und im menschlichen Körper ausbreiten, wie Wissenschaftler der Universität von Kalifornien, Los Angeles in einer Studie bewiesen haben. Billiger Sirup in Getränken und Fertigprodukten besteht bis zu 90% aus Fructose (Maissirup wird bevorzugt, da die Industrie damit viel Geld spart).

Süßstoffe können krebserregend sein.

Aspartam stand bis Mitte der 70er Jahre als Kampfstoff zur biochemischen Kriegsführung auf der Liste der CIA.

Viele Süßstoffe, wie Aspartam E951, Cyclamat E952 (seit 1969 in den USA verboten), Saccharin E954, Neotam E 961 und Maissirup (HFCS) sind krebserregend. Sie sind bei der Industrie sehr beliebt, denn sie sind wesentlich billiger als Rohrzucker und sind in tausenden Produkten enthalten – vom Softdrink über Kaugummis und Gebäck, bis hin zu Medikamenten.

Da Aspartam zu Recht in Verruf kam (da krebserregend), entwickelte die Industrie Neotam. Aber Neotam ist lediglich ein viel besseres, bzw. ein viel schlimmeres Aspartam. In der Europäischen Union wurde Neotam am 12.01.2010 als Süßstoff und Geschmacksverstärker, mit der E-Nummer 961, für Nahrungsmittel zugelassen. Da es billiger ist als Aspartam, wird es von der Industrie vermehrt genutzt. Es wird aus Aspartam und 3,3-Dimethylbutyraldehyd synthetisiert und ist 7.000-13.000 Mal süßer als Zucker und 30-60 Mal süßer als Aspartam (E951). Manche Studien zeigen, dass Neotam wesentlich toxischer ist als Aspartam.

Mein Experiment: Wie Zucker mich in 14 Tagen veränderte

Dieses Experiment ist ganz persönlich, und Zucker muss auf andere nicht genauso wirken wie auf mich. Das Ergebnis ist nicht wissenschaftlich.

Um die negativen (oder vielleicht auch positiven) Veränderungen in meinem Körper zu beobachten, unterzog ich mich im Jahr 2012 einem Zucker-Selbstversuch.

Vorgabe: Zwei Wochen lang übermäßig Zucker essen, besonders in Tees und Wasser, beim Kochen oder einfach pur. Ich konsumierte mindestens 20 Teelöffel (Menge nach oben offen) reinen Zucker (Haushaltszucker) am Tag. Zum Vergleich: die WHO empfiehlt höchstens 25 Gramm (ca. sechs Teelöffel) dieser Zuckerart pro Tag. Ich nahm an manchen Tagen das 10-fache zu mir.

Bevor ich das Experiment anfing, verzichtete ich vom 23. Oktober bis 24. Dezember auf Zucker in allen Formen. Ich habe in diesen zwei Monaten auf alles, was süß und künstlich ist verzichtet. Auf alle Süßigkeiten, auf Honig, auf Getränke (außer direkte Säfte), auf Kuchen, Joghurt, karamellisierte Gerichte, Chips usw. Ich begann am 24.12., an Weihnachten, um die „süße Zeit“, bzw. die „Süßigkeitenzeit“ des Jahres voll auszunutzen.

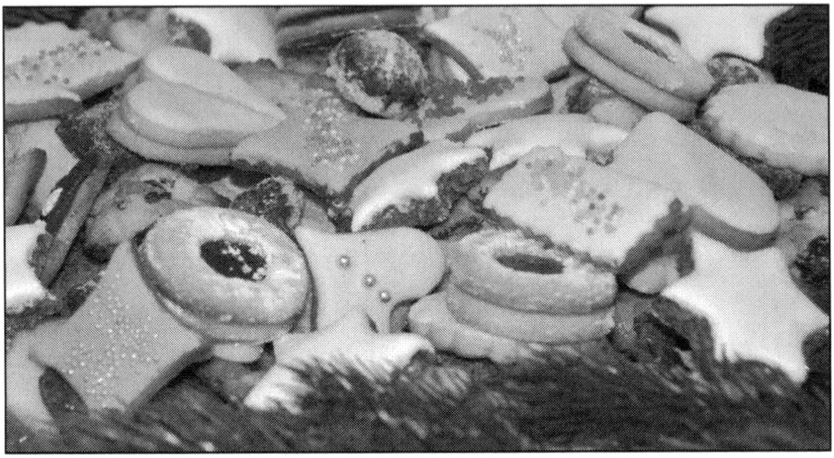

In den zwei Wochen meines Selbstversuchs wollte ich auf Weizenmehl und Milchprodukte aller Art (auf Schokolade, Brot, Joghurt, Milch usw.) verzichten, um zu vermeiden, dass das Endergebnis dadurch beeinflusst und erklärt wird.

Ich ernährte mich sonst normal und versuchte darauf zu achten, dass meine Kalorienaufnahme trotz der großen Zuckermenge nicht erhöht war und sogar unter meinem normalen Tagesverbrauch blieb. Dafür reduzierte ich die Menge an Öl, Fleisch und Kohlenhydraten.

Während des Experiments verzichtete ich auch ganz auf Sport. Sonst jogge ich mindesten 4 Mal die Woche.

Vor dem Experiment, im August des gleichen Jahres, hatte ich auch bei reduzierter Kalorienmenge und ohne Zuckerzufuhr zwei Wochen auf Sport verzichtet und mein Gewicht beibehalten. Ich hatte ca. 500g insgesamt verloren.

Erste Feststellung nach zwei Wochen

Ich wollte nur zwei Wochen voll verzuckert leben und nach zwei Wochen damit aufhören. Nach zwei Wochen schaffte ich es nicht, damit aufzuhören, denn meine Lust auf Zucker war stärker als mein Wille. Die Zuckerart bzw. meine süßen Gelüste veränderten und erweiterten sich. Ich hatte jetzt mehr Lust auf Schokolade, Kuchen (und vor allem auf Streuselkuchen), Cola und Apfelschorle, Kekse, Chips usw. und ich gab meinen Verzicht auf Weizen und Milchprodukte auf. Es dauerte vier Wochen, bis ich endlich die mentale und körperliche Kraft fand, aus diesem Zuckerwahn auszusteigen. So schwer war der Ausstieg nach nur zwei Wochen voller Zucker!

Der „Entzug“ klappte dann bei mir über den Sport. Als ich nach vier Wochen wieder anfing Sport zu treiben, fand ich auch die Ressourcen, um die Zuckersucht zu besiegen und dann wieder ganz normal Zucker zu „genießen“.

Das passierte mit mir in den vier Wochen intensiven Zuckerkonsums:

Essgewohnheiten

- ☹ In den ersten zwei Wochen verändert sich nicht so viel an meinen Essgewohnheiten. Ich hatte alles noch im Griff und konnte viele „Ess-Angriffe" abwehren. Sie wurden aber immer häufiger und stärker.
- ☹ Erst nach der zweiten Woche war die Lust auf andere Produkte wie Kuchen, Schokolade, Kekse, Cola, Gummibärchen, aber auch auf Säfte, vor allem auf puren Apfelsaft, sehr stark und ich aß auch viel mehr, als ich gewollt und geplant hatte. Ich aß viel mehr Weißmehlprodukte und zu viel Pizza und Nudeln (normalerweise esse ich maximal einmal in der Woche Nudeln und vielleicht höchstens zweimal im Jahr Pizza). Schokolade fehlte nicht mehr in meiner Wohnung und sogar in meiner Tasche, die ich unterwegs immer dabeihabe, war immer welche. Oft musste ich sehr spät abends, vor dem Zubettgehen, oder sehr früh, sofort nachdem ich aufgestanden war, zuerst Schokolade es-

sen. Ich aß nicht wie früher nur ein Stück, sondern in wenigen Minuten eine ganze Tafel.

☹ Mein Salzkonsum war höher. Ich aß sehr viele Chips, zu viele gesalzene Nüsse, alle zwei Tage war eine 200 Gramm Dose leer (normalerweise esse ich in einem Monat höchstens zwei Dosen geröstete und gesalzene Erdnüsse).

☹ Mein Milchkonsum erhöhte sich besonders durch Joghurt (fast jeden Tag, normalerweise kann ich monatelang auf Joghurt verzichten). Ich aß in dieser Zeit so viel Eis, wie in den drei Jahren davor zusammen (normalerweise esse ich im Jahr so höchstens 10 Mal Eis, und höchstens eine Kugel pro Mal).

☹ Erstaunlich war, dass ich wenig Lust auf Obst bekam und wenig Gemüse aß.

Fazit: Zucker wirkt appetitanregend und brachte mich dazu, generell mehr zu konsumieren und mich schlechter zu ernähren.

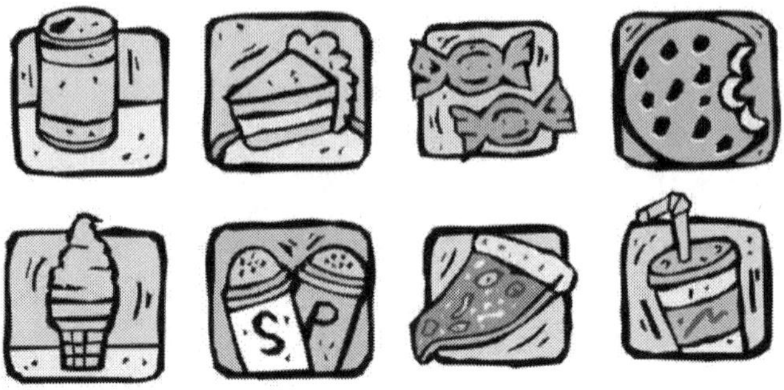

Körperlich Auswirkungen:

☹ Ich nahm in den ersten zwei Wochen 1,3 Kilo zu und während der ganzen Phase 4,8 Kg. Es dauerte 3 Monate, bis ich wieder zurück zu meinem alten Gewicht kam.

☹ Mein Bauchumfang nahm zu.

☹ Ich bekam viele Pickel im Gesicht.

☹ Ich stank aus dem Mund.

☹ Kurzer Antrieb und dann schnelle Müdigkeit.

☹ Ständiger Hunger.

☹ Stärkere Zahnschmerzen.

☹ Blähungen.

☹ Die Körpertemperatur ging oft hoch und auch heute noch fange ich an zu schwitzen, wenn ich im Sommer weiße Schokolade esse.

- ☹ Herz-Kreislaufbeschwerden. Ich hatte den Eindruck, dass mir zu schnell die Luft wegblieb und mein Herz zu schnell raste, wenn ich nur die Treppe stieg.
- ☹ Verminderte Aufmerksamkeit.

Wenn ich mich hätte ärztlich untersuchen lassen, hätte man sicher noch mehr Probleme an meiner Leber, meinem Herzen, meinen Nieren erkennen können.

Fazit: Ich fand so heraus, dass Zucker dick macht und den Stoffwechsel stark negativ beeinflusst und dass die Art und Quelle von Kalorien auch entscheidend dafür ist, ob man zunimmt oder nicht, denn obwohl ich in den ersten zwei Wochen allgemein weniger Kalorien zu mir nahm, nahm ich dennoch zu. Beweis dafür, dass Kalorien nicht gleich Kalorien sind und dass die wissenschaftliche Annahme, man nähme zu, wenn man eine positive Energiebilanz hat, das heißt mehr Kalorien zu sich nimmt, als der Körper braucht, so nicht stimmt.

Mehr darüber, dass Kalorien nicht gleich Kalorien sind, liest du in Dantse Dantses Büchern:

„Abnehmen mit Charme“ (ISBN 978-3-946551-48-5),

„Das Essens-Drama“ (ISBN 978-3-946551-44-7),

„Fettwampe? Ja aber richtig!“ (ISBN 978-3-946551-47-8), „Nutrazeutika“ (ISBN 978-3-946551-49-2).

Psychisch geschah das Erstaunlichste:

Es wird uns durch Medien und Werbung und sogar manche Ernährungsexperten gesagt, dass Schokolade einen Stoff enthält, der glücklich macht. So stellt uns die Lebensmittelindustrie ihren Teil der Wahrheit dar und animiert uns Schokolade und andere Süßigkeiten zu essen. Mein Experiment bewies mir, dass nicht ein magischer bzw. besonderer Stoff dieses High-Gefühl erzeugt, sondern der Zucker und dieser Zucker veränderte und manipulierte meine Stimmung stark.

> Wie Zucker mein Gehirn manipulierte und mich somit konditioniert, meine Gefühle kontrollierte, ohne dass es mir zuerst bewusst war

Nach nur einer Woche intensivem Konsum von Zucker wurde ich immer nervöser, gereizter, unruhiger, schneller gestresst. Meine Toleranzgrenze sank immer tiefer ab und ich bekamen immer schneller und regelmäßiger leichte Wut- und Aggressionsattacken, die sich schnell verbesserten, wenn ich Zucker zu mir nahm, aber kurz darauf kamen diese Gefühle wieder und immer regelmäßiger. Ich war schneller aufgeregt. Ich fühlte mich immer unwohler und negativer, jämmerlicher. Das machte mir mehr zu schaffen als die körperlichen Probleme und ich wusste nicht warum.

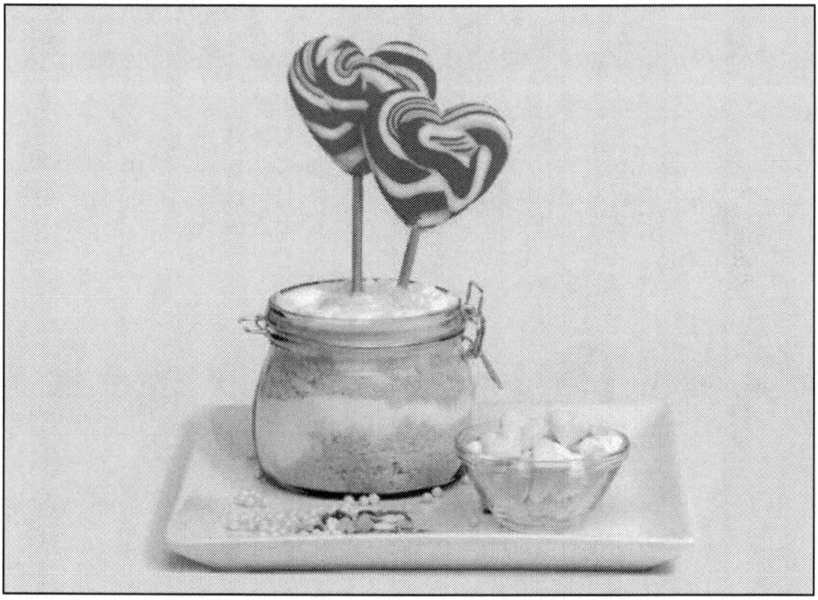

Jedes Mal, wenn ich Zucker zu mir nahm, war ich zuerst so glücklich, aber nach kurzer Zeit müde, schwach, schlecht gelaunt und unruhig. Das schöne Gefühl dauerte immer kürzer. Und das schlechte Gefühl danach überwog. Ich fühlte mich schlechter, erregter und nervöser, mein Herz schlug schneller und ich fing an zu schwitzen und wollte noch mehr Zucker. Ein Freund von mir, der Arzt ist und mit dem ich viel redete und ihm von den Symptomen erzählte, sagte mir, dass dies mit der erhöhten Ausschüttung von Insulin zu erklären ist. Mein Zuckerverbrauch führe, sagte er, zu einer Hypersekretion von Insulin. Zuerst fühlte ich ein Glücksgefühl. Aber da die Menge des Zuckers zu viel sei, würde auch viel Insulin produziert und das führe dazu, dass der Zucker im Blut zu tief fiele, was diese Gefühle von Unruhe, von Angst, Wut, Müdigkeit, Antriebslosigkeit, Nervosität, Schwäche hervorriefe. Man hätte dann wieder starke Lust auf und heftiges Verlangen nach mehr Zucker.

Ich war in einem Teufelskreis der Sucht gefangen.

Aber ich aß immer mehr Zucker und nach zwei Wochen war ich voll auf Schokolade, die mich nun überallhin begleitete. Ich musste manchmal nachts aufstehen, weil ich dachte, ich müsste Pipi, aber tatsächlich wollte mein Gehirn nur Zucker und ließ mich glauben, dass ich Pipi muss, nur damit ich aufstehe und esse. So passierte es, dass ich um 3 Uhr nachts aufstand und Schokolade aß. So groß war die Sucht, dass ich aufwachte, um aufs Klo zu gehen – das war bemerkenswert. Normalerweise passiert es selten, dass ich nachts aufstehe, aber jetzt passierte es zu oft und manchmal sogar zweimal in einer Nacht. So fiel mir das erste Mal auf, wie mein Gehirn mich „anlog“. Um mich zum Aufstehen zu zwingen, gab es mir das Signal, meine Blase wäre voll und ich müsse aufs Klo. Aber tatsächlich, ging es um Süßes. Wenn es keine Schokolade gab, nahm ich einfach einen Teelöffel Zucker oder Nutella-Creme in den Mund und ging wieder schlafen.

Ich wurde langsam umprogrammiert und mein Körper wurde im Stillen konditioniert. Ich bemerkte, dass diese negativen Stimmungen und ihre Symptome sich schnell verbesserten und verschwanden, sobald ich wieder Schokolade zu mir nahm.

Je mehr Schokolade ich aß, desto länger hielt das schöne und positive Gefühl.

Ich maß das Zeitintervall zwischen dem Verzehr von Schokolade und dem Unwohlfühlen. Ich stellte fest, dass das Intervall immer kürzer wurde und die negativen Gefühle immer intensiver. Ich deutete es so: Es ging mir schneller schlechter, damit ich meinem Körper so oft wie möglich Süßes gab. Die Unbeständigkeit in mir ließ das Gehirn nach noch mehr Süßem suchen, um sich zu beruhigen.

Kurz gesagt: mein Gehirn ließ mich immer häufiger und intensiver gereizt, traurig, unzufrieden, wütend sein, wissend, dass ich in diesem Zustand nach Süßigkeiten greifen würde.

Zuckerfreie Schokoladen „besänftigten" mich nicht und lösten in mir keinen Glücksrausch aus

Um zu prüfen, ob es in Schokolade wirklich etwas anderes als Zucker gäbe, das unser Gehirn veranlasst uns ein befriedigendes Gefühl zu schenken, entschied ich mich, wenn es mir schlecht ging oder wenn ich wieder nachts aufstand, nur Schokolade ohne Zucker zu essen. Es soll laut manchen wissenschaftlichen Studien gehen, da es am Kakao selbst in der Schokolade liegen soll. Nur enthalten die meiste Schokoladen kaum Kakao, deswegen war es sehr wichtig zu testen, was mein High verursachte.

Ich kaufte mir dunkle Schokolade mit 72% Kakao zuckerfrei und wartete, dass meine Laune wieder trüb wurde, um mich damit zu dopen und wieder gute Laune zu bekommen. Bald kam auch die schlechte Laune gerannt. Ich freute mich so darauf, wieder Schokolade zu essen. Nachdem ich nach und nach die ganze Tafel in zwei Minuten gefressen hatte, passierte leider nichts. Nichts änderte sich. Ich wechselte und nahm eine Vollmilchschokolade und kurze Zeit später war ich wirklich glücklich. Ich fühlte, wie ich mir sagte: „Na endlich, hmm lecker!“ Ich war so zufrieden wie ein Kind. Ich wiederholte diesen Versuch mit der Schokolade ohne Zucker in vielen Situationen. Das Ergebnis war klar: Schokolade mit Zucker wirkte schneller und effektiver auf die Stimmung als Schokolade mit viel Kakao und ohne Zucker.

Das bedeutet, Zucker und das Süße sind die Stoffe in Schokolade, die uns ein wohliges Gefühl geben und bei manchen Menschen Glückgefühle schaffen. Je süßer desto wirksamer.

Bis heute, 5 Jahre später, schafft Schokolade ohne Zucker es nicht, mich in diese Zustände zu versetzen. Lust auf Schokolade hat bei mir mit Zucker zu tun und nicht mit dem Kakao (lies in Kapitel 3.7 wie Zucker abhängig macht, und du wirst es verstehen.) Dieses High und der Glücksrausch nachdem wir Schokolade gegessen haben kommen vom Zucker.

Nachdem ich es aus der Sucht geschafft hatte, nach ca. vier Wochen, verschwanden auch alle Symptome. Nur mein altes Gewicht zurückzubekommen dauerte länger, denn ich wollte alles ohne Diät schaffen, nur damit, dass ich zu meinen alten Essgewohnheiten zurückkehrte.

Der Entzug, auch wenn er länger gedauert hat, zeigt, dass jeder aus dieser Zuckerabhängigkeit austeigen kann.

3.5 Diätlebensmittel, Light-Produkte und Nahrungsergänzungsmittel

Fast alle wissenschaftlichen Studien warnen vor Diätlebensmitteln, Diätgetränken sowie Light-Produkten.

Diätgetränke, wie Cola Light, sind schlimmer für die Gesundheit als die normale zuckergesüßte Limonade. „Diät“-Limo und andere Diät-Getränke und -Lebensmittel können krebserregend sein.

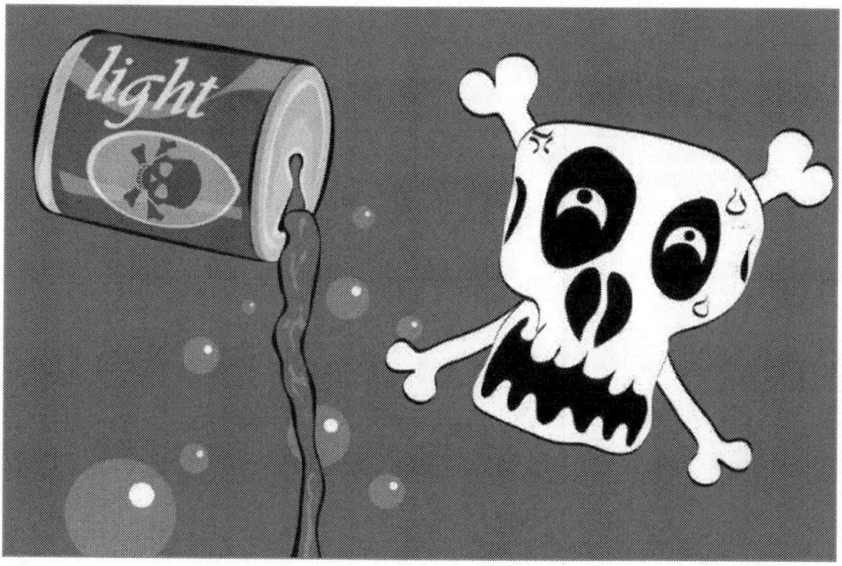

All diese auf den ersten Blick gesünderen Getränke enthalten Aspartam. Aspartam ist ein synthetisch hergestellter Süßstoff. Als Lebensmittelzusatzstoff wird es als E 951 deklariert. Der Stoff wird verdächtigt, stark krebserregend zu sein. Aspartam ist ein weit verbreiteter Inhaltsstoff vieler Produkte wie etwa Softdrinks, Süßwaren, Backwaren und Milchprodukte.

Ab einer Aspartam-Diät-Limo pro Tag steigt die Krebsgefahr!

Die Ergebnisse einer aktuellen Aspartam-Studie (insgesamt 77.218 Frauen und 47.810 Männer nahmen an den Studien teil, die über einen Zeitraum von 22 Jahren liefen) zeigen: Schon eine Dose Diät-Limo (Cola Light, Eistee ohne Zucker, *sugarfree*, Diät-Fruchtschorle oder andere Light-Getränke) von 355 ml am Tag

- erhöht das Krebsrisiko von Leukämie (Blutkrebs) um 42%,
- erhöht bei Männern das Risiko, an multiplem Myelom (Knochenmarkkrebs) zu erkranken um 102%,
- erhöht bei Männern das Risiko, am Non-Hodgkin-Lymphom (Lymphdrüsenkrebs) zu erkranken um 31%.

Jeweils verglichen mit Kontrollpersonen, die keine Diät-Limos tranken.

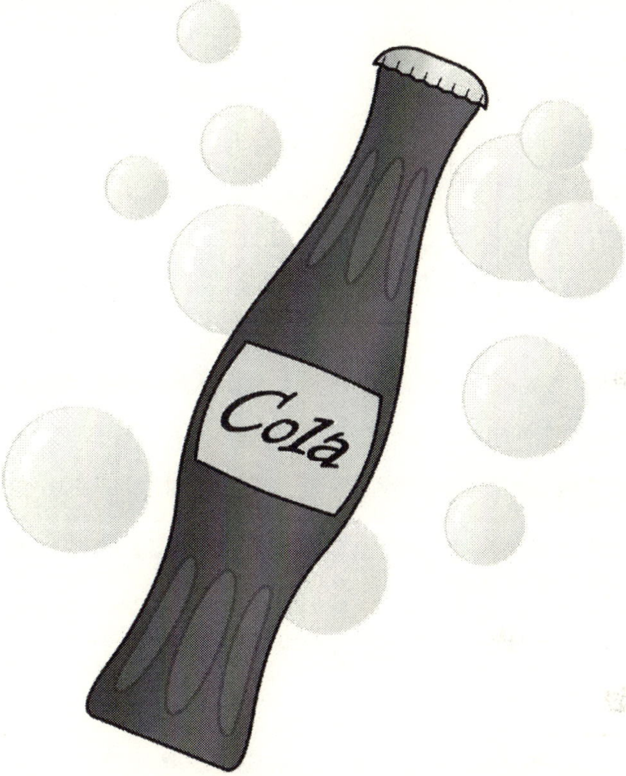

Bereits in der Vergangenheit fanden unabhängige Wissenschaftler heraus, dass der Konsum von Aspartam zu verschiedenen Krankheiten wie krebsartigen Tumoren, Lymphomen, Leukämie, Nervenschäden, Nierenversagen, Anfällen und vorzeitigem Tod führen kann.

Weitere Stoffe, wie Sucralose, die angeblich aus Zucker gewonnen sein soll, verursachen Funktionsstörungen des Gehirns und des Nervensystems, Migräne, Krebs und schwächen das Immunsystem.

Auch der Konsum von Saccharin ist nicht zu empfehlen.

Viele Diätlebensmittel enthalten Zusatzstoffe, die dazu beitragen, dass Fett im Körper aufgebaut wird. Es ist bewiesen, dass Fett Krebserkrankungen fördert. Auch wenn Aspartam, Sacharin und Co. keine Kalorien liefern, führen sie trotzdem dazu, dass man fett wird. Da der Körper naturgemäß an seinem Kalorienkonto festhält, fordert er nach einem Light-Joghurt einen zweiten und einen dritten. Und zwangsweise wird man dick.

Das komische dabei ist, dass sich viele Produkte deswegen „Diät" nennen, weil sie anstelle von normalem Zucker Süßstoffe enthalten und somit zwar kalorienarm sind, aber keinesfalls zum Abnehmen führen.

In vielen Diätprodukten und Schlankheitsmitteln hat die Verbraucherzentrale NRW krebserregende Substanzen wie Sibutramin oder das wahrscheinlich krebserregende Phenolphthalein gefunden, obwohl sie als rein pflanzlich deklariert wurden.

3.6 Schlechtes Öl, Transfette

Fett ist nicht gleich Fett. Das eine hilft und das andere zerstört: Weißes Fett treibt die Kilos nach oben, braunes Fett nach unten. Es verbraucht sogar noch Energie. Fette bestehen aus Glycerin und Fettsäuren. Sie sind sehr wichtig als Energiespeicher und -spender, als Polster, für die Stabilität der Zellen, für die Bildung neuer Membranen. Sie transportieren bestimmte Vitamine, A, D, E und K, durch den Organismus. Außerdem ist Cholesterol eine wichtige Vorstufe für Steroide. Zu diesen Steroiden zählen Sexualhormone.

Es gibt zwei Arten von Fettsäuren: gesättigte und ungesättigte.

Gesättigte Fette und Transfettsäuren bezeichnet man als „schlechte" Fette. Sie erhöhen die Cholesterinwerte und begünstigen Herz-Kreislauf-Beschwerden.

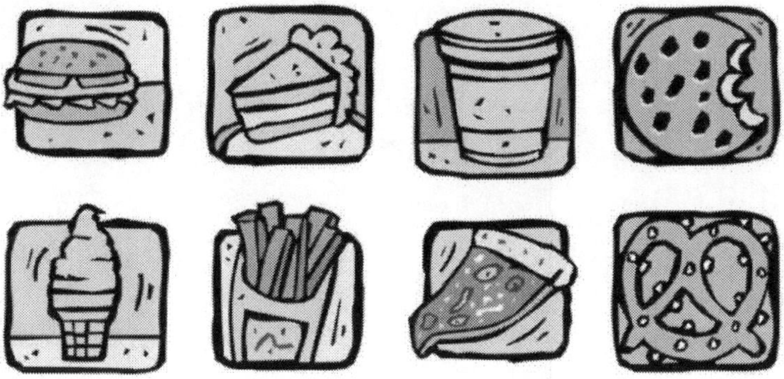

Gesättigte Fettsäuren stecken in zahlreichen Fertigprodukten wie Butter, Käse, Sahne, und anderen Milchprodukten, fettem Fleisch, Wurstwaren usw. Sie werden bei Zimmertemperatur fest.

Im Gegensatz zu den ungesättigten Fettsäuren, kann der Körper die Bestandteile der gesättigten Fettsäuren auch selbst herstellen.

Transfettsäuren, auch Transfette genannt, sind laut Wikipedia „ungesättigte Fettsäuren mit mindestens einer trans-konfigurierten Doppelbindung zwischen zwei Kohlenstoffatomen. In der menschlichen Ernährung sind sie besonders bei industriell produzierter Nahrung zu finden, wo sie durch Umlagerung der cis-Doppelbindungen in die trans-Konfiguration als Nebenprodukte bei der unvollständigen Härtung von Pflanzenöl entstehen. Der Verzehr von Glycerin-Estern der trans-Fettsäuren erhöht den Gehalt von LDL-Cholesterin im Blut. Sie werden als Mitverursacher von koronaren Herzkrankheiten angesehen (Arteriosklerose, Herzinfarkt).“

Transfette erhöhen den Wert des schlechten Cholesterins, und senken den des guten.

Transfette verursachen weitere Krankheiten wie Fettleibigkeit, Typ-2-Diabetes oder Alzheimer.

Transfette erscheinen auf der Liste der Inhaltsstoffe von Lebensmitteln oft als „gehärtetes Pflanzenöl". Gehärtete Pflanzenöle – oder Transfette – sind Öle, die industriell verarbeitet wurden. Dem Öl wird Wasserstoff zugesetzt, damit es hart wird. Anders als natürliche Fette wird es auch ohne Kühlung nicht ranzig. Die Lebensmittel fühlen sich dadurch weniger fett an.

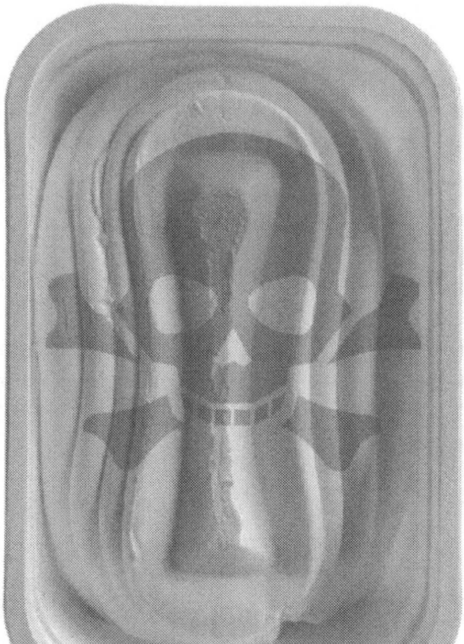

Transfette finden sich überall: in Pommes, Chips und allen frittierten Lebensmitteln, wie Chicken Wings, in Keksen, Berlinern und Blätterteig, in Fertigsuppen, Braten-Soßen, Wurst, Müsliriegeln oder Frühstücksflocken.

Fettmangel: zu wenig gutes Öl und pflanzliche Fette

Die vorherrschende Öl-Phobie ist ein Fehler und sie ist unbegründet. In Afrika wird das Fett aus Pflanzen (also Öl) benutzt, um die Haut zu reinigen und diese elastisch zu halten.

Die meisten Menschen in Europa denken, dass der Verzehr von Öl-armem Essen gesünder wäre. Das Gegenteil ist aber richtig. Unser Hormonsystem braucht Fett, um gut zu funktionieren. Menschen, die wenig Öl zu sich nehmen sind daher viel leichter von einem Hormonmangel betroffen. Unsere Hormone, einschließlich der Sexualhormone, brauchen Cholesterin. Ein Mangel an Geschlechtshormonen führt zu Gewichtszunahme, zu Reizbarkeit, Verlust der Libido, chronischer Müdigkeit. Die Haut wird trockener und faltig, die Muskeln werden schlapp und verschwinden. Man sieht älter aus.

> Ölmangel kann auch psychische Krankheiten wie Depressionen hervorrufen.

Der amerikanische Mediziner Andrew Stoll, Psychiatrieprofessor der Harvard Medical School im US-Bundesstaat Massachusetts, macht den weitverbreiteten

Mangel an Omega-3-Fetten verantwortlich für die Ausbreitung psychiatrischer Krankheiten. Depressionen, Schizophrenie, auch Verhaltensstörungen haben zum Teil mit einem Mangel an ausreichenden, guten Fetten zu tun. In meinem Coaching habe ich festgestellt, dass die meisten Menschen, die wegen psychischer Belastungen (sie fühlten sich antriebslos, faul, kraftlos, immer müde) zu mir kamen, kaum oder viel weniger Öl beim Kochen benutzten, als andere, gesündere Menschen.

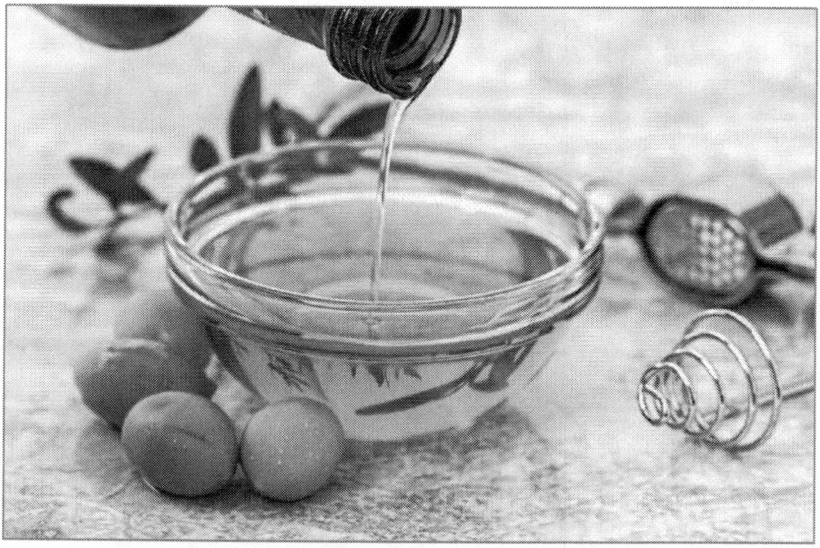

3.7 Fertiggerichte und Tiefkühlessen

Fertiggerichte und Tiefkühlessen sind wichtige Quellen krebserregender Stoffe im Körper.

Diese Essen werden zum Teil fast nur aus künstlichen Produkten hergestellt. Manche benutzen zum Beispiel Lebensmittelimitate (Pizza mit Käse ohne Milch, Salami ohne Fleisch). Fertiggerichte enthalten zu viele gefährliche Konservierungs-, Farb-, Geschmacks- und Aromastoffe, schlechtes und zu viel Fett, sowie künstlich hergestellten Zucker und sind somit ein wahrer Krebscocktail für den Körper. Alle Gifte, die ich bis jetzt behandelt habe und noch viele, die wir gar nicht erkennen und nicht nachverfolgen können, befinden sich in Fertiggerichten.

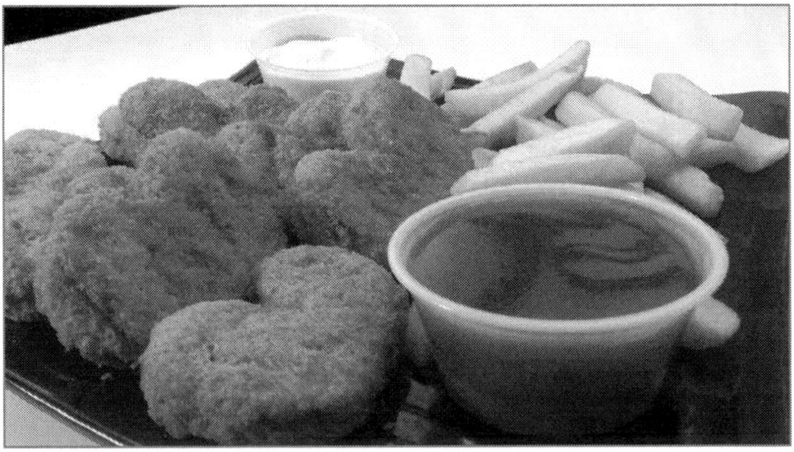

Der sehr gefährliche Weichmacher DEHP wurde auch in Fertigprodukten und Konserven, sowie in fetthaltigen Würzsoßen gefunden. Stärker belastet sind laut Studie auch Mayonnaise, oder Gemüse und Fisch aus Gläsern.

Der häufige Verzehr von frittierten Tiefkühlgerichten kann das Risiko für Prostatakrebs erhöhen. Studien zeigen, dass Menschen, die sich ständig von Fertiggerichten und Tiefkühlessen ernähren, häufiger an Krebs erkranken.

Eine Studie aus den USA zeigt, dass Männer, die mindestens einmal in der Woche frittierte Tiefkühlkost wie Pommes frites, Hähnchennuggets oder in Fett gebackenes Gebäck wie Donuts essen, um 35% stärker prostatakrebsgefährdet sind als andere, die höchstens einmal im Monat zu diesen Produkten greifen.

Wer mehr Fast Food und Fertiggerichte, Desserts, Hamburger, McDonalds, Kuchen, Butter und Schokocroissants, Kekse usw. isst, altert schneller und erkrankt an viele Krankheiten, auch psychischen Krankheiten wie Depressionen!

Industriell verarbeitete Nahrung enthält weniger brauchbare und für den Körper hilfreiche Nährstoffe, wie Vitamine, Mineralstoffe, Zink oder Folsäure, aber dafür zu viel Zucker, zu viel schlechte Milch, zu viel schlechtes Fett (Transfettsäuren), zu viel Säure, zu viel

Getreide (Weizen), zu viele Chemikalien (Zusatzstoffe, Hormone, Konservierungsstoffe usw.) – all das zerstört Organe und Zellen und verursacht schlimme Krankheiten.

Fastfood lässt dich schneller altern und kann sogar zu einem früheren Tod führen. Vor allem wegen des hohen Phosphatgehalts.

Phosphate kommen sowohl in Speisen als auch in Getränken als Säuerungsmittel zum Einsatz. Die Industrie nutzt sie außerdem als Säureregulatoren, Emulgatoren, als Schmelzsalz sowie als Konservierungsmittel versteckt hinter den Nummern E 338 und E 339. Zu viele Phosphate verursachen verschiedene Erkrankungen wie Arterienverkalkungen und beschleunigen den Alterungsprozess des Körpers und die frühe Faltenbildung.

3.8 Krebserregende Stoffe in Pommes, Chips, Popcorn, Donuts und Co.

In Pommes und Chips haben Wissenschaftler der TU München einen Stoff nachgewiesen, der „wesentlich gefährlicher" sei als Acrylamid – das stark krebserregende Glycidamid! Selbst geringste Mengen könnten Mutationen auslösen.

Acrylamid entsteht beim Braten und wurde erstmals 2002 in hohen Mengen in Lebensmitteln nachgewiesen, so dass Bundes-institut für Risikobewertung. In Tierversuchen war Acrylamid krebserregend.

Die Transfettsäuren in Pommes können ebenfalls krebserregend sein. Ähnlich wie Donuts werden Pommes frittiert. Die meisten Fast-Food-Ketten nutzen gehärtetes Fett. Transfette gelangen so in die Pommes, oder aber auch in Chicken Wings. Das Krebsrisiko steigt. Transfettsäuren entstehen bei der industriellen Härtung von Ölen, wie zum Beispiel bei der Herstellung von Margarinen, Back- oder Streichfetten, aber auch beim starken Erhitzen, wie beim Frittieren. Die chemisch gehärteten Öle sind bei der Industrie beliebt: Sie können besonders stark erhitzt werden, sie halten länger und sie sind billiger. Viele Länder haben Transfette bereits verboten oder den Verbrauch reduziert. Transfette erhöhen nicht nur das Krebsrisiko, sie sind verantwortlich für viele andere Krankheiten. Sie können sogar Ungeborene schädigen.

Nimmt der Körper Transfette auf, setzen sie sich da fest, wo ungesättigte Fettsäuren (in Nüssen, Fisch) vorgesehen waren. Die Transfette ersetzen zwar rein physisch das ungesättigte Fett, aber die Funktionen der ungesättigten Fettsäuren (wie Zellfunktion des Gehirns, die Drüsenfunktion, den Sauerstofftransport) können sie nicht erfüllen. Das führt zu Missverständnissen und Beeinträchtigung im Körper, was letztendlich Schaden verursacht.

Auf das Hungergefühl hat der Verzehr von Transfetten eine negative Auswirkung. Menschen, die sehr viele Dinge essen, die Transfette enthalten, haben das Gefühl, dass sie nicht ganz satt sind. Das liegt daran, dass der Körper nicht die Fettsäuren, die er benötigt, bekommt. Dies führt dazu, dass man mehr isst und das wiederum zu einer Gewichtszunahme. Und Übergewicht ist einer der Zustände, die Krebserkrankungen fördern. Vor allem Bauchfett begünstigt die Entwicklung von Krebs.

Chips, Cracker, Kekse, Knäckebrot und Röstzwiebeln sind auch mit Vorsicht zu genießen. Diese enthalten neben Zucker auch Transfette wie in Pommes und Donuts. Auf Verpackungen werden die Transfette leider nicht aufgelistet, was den Verbraucher sehr schützen würde. Transfettsäuren müssen nur angegeben werden, wenn das Lebensmittel mehr als 0,5 Gramm pro Portion enthält, so naturalnews.com. Um einer Auflistung zu entgehen, reduzieren die Hersteller die angegebenen Mengen so lang, bis der Wert der Transfettsäuren bei unter 0,5 Gramm liegt.

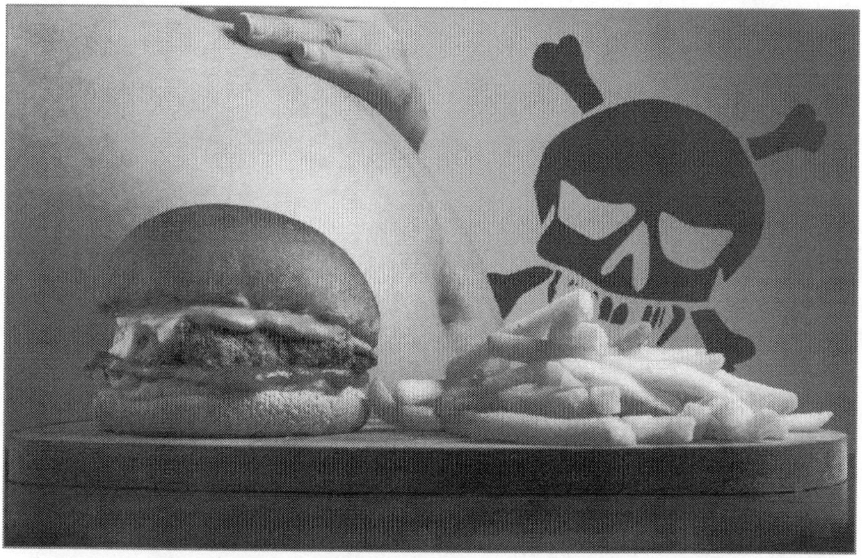

Des Weiteren wird weißes, raffiniertes Mehl bei der Herstellung von Chips und Keksen benutzt. Dieses Mehl ist, genauso wie große Mengen Zucker, ebenfalls schädlich und fördert die Krebserkrankungen.

Donuts

Ich habe schon über einen deutlichen Zusammenhang zwischen Krebsrisiko und Transfetten bei Pommes geschrieben. Transfette kommen bei der Herstellung von Donuts zum Einsatz. Beim Erhitzen von gehärtetem Fett entstehen künstliche Transfette. So gibt es pflanzliche Öle, die gehärtet werden, um länger haltbar zu bleiben, deren Verzehr erhöht das Krebsrisiko.

Popcorn

Popcorn für die Mikrowelle ist praktisch, aber kann gefährlich sein: Wie kanadische Chemiker nun herausfanden, gelangen Phosphatester (PAPs), die sich oft in Verpackungen von Fast Food und Mikrowellen-Popcorn finden, in den menschlichen Körper und werden dort zu perfluorierten Carbonsäuren (PDCAs) abgebaut. Diese Stoffe sind weltweit in Menschen nachweisbar und stehen in dringendem Verdacht, ein möglicher Auslöser für Krebs zu sein.

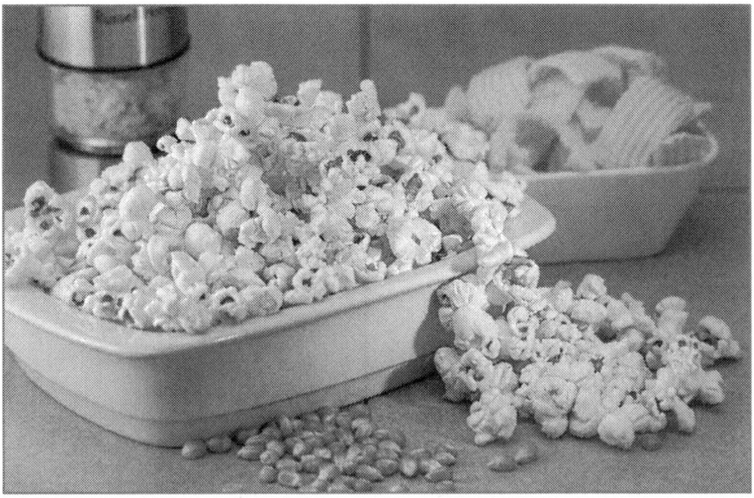

3.9 Säuerliche Lebensmittel machen dick und krank: Übersäuerung des Körpers ist Ursache vieler chronischer Krankheiten und Beschwerden

Eine Ernährung bestehend aus übermäßig säuerlichen Lebensmitteln ist nicht gut, wenn man gesund bleiben will. Diese Lebensmittel schaden dem Körper und sind deswegen zu vermeiden bzw. nicht zu oft zu konsumieren.

Säurebildende Lebensmittel sollten immer mit basischen Lebensmitteln gemischt werden, damit sie uns nicht schaden.

„Der Körper legt bei Übersäuerung so viele Fettzellen an wie es ihm möglich ist. Fett eignet sich prima zur Einlagerung der Säuren bzw. ihrer Schlacken und schützt gleichzeitig die lebenswichtigen Organe vor den gefährlichen Säuren. Du bist also möglicherweise gar nicht dick, sondern einfach nur übersäuert! Und solange du übersäuert bist, bleibt eine dauerhafte Gewichtsabnahme nicht selten ein unerfüllter Wunsch. In einem übersäuerten Zustand ist eine Diät daher nicht nur nutzlos, sondern auch wenig intelligent. Du würdest deinen Organen den Bodyguard nehmen und sie den ätzenden

Säuren aussetzen." (Auszug http://www.zentrum-der-gesundheit.de)

Übersäuerung macht dick.

Mit einer basischen Ernährung purzeln die Kilos übrigens oft ganz automatisch.

> Ein übersäuerter Körper kann kein Gewicht verlieren und lässt viele Krankheiten, wie z.B. Krebs entstehen, sagte mir ein Heiler aus Kamerun. Wenn der pH-Wert des Körpers nicht im Gleichgewicht ist, kann man schlecht fit sein. Krebs entsteht auch durch zu viele Säuren.

Diese Warnung aus meiner Lehre in Afrika vor fast 40 Jahren findet heute in der modernen Wissenschaft ebenfalls Bestätigung.

Du solltest verzichten auf

- ☹ Milchprodukte wie Sahne, Butter, Käse, Quark. Dies wird dein Immunsystem wesentlich stärken. Du wirst merken, dass bestimmte Leiden wie Migräne, Kopfschmerzen, Blähungen und Magen-Darm-Probleme, unreine Haut verschwinden werden bzw. nicht mehr so intensiv zu spüren sein werden. Es geht hier um einen übermäßigen Verbrauch von Milchprodukten. Ein bisschen davon stört die Gesundheit ganz sicher nicht. Der Mensch ist das einzige Wesen, das im Erwachsenenalter noch Milch trinkt. Das ist nicht natürlich.
- ☹ Fertiges und verarbeitetes Essen: Es enthält zu viele Chemikalien, welche die Fettverbrennung praktisch unmöglich machen
- ☹ Fast Food
- ☹ Alle fettarmen Produkte und light-Nahrungsmittel
- ☹ Zuckerreiche Nahrung
- ☹ Fades Essen
- ☹ Kaltes Essen
- ☹ Fettfreies Essen (pflanzliches Fett)
- ☹ Müsli
- ☹ Schlechte Getränke und kohlensäurehaltige Getränke

3.10 Liste säuerlicher Lebensmittel

Säurebildende Lebensmittel schmecken jedoch nicht in jedem Falle auch sauer. Lediglich deren Wirkung auf den Organismus ist sauer. Sie machen deinen Körper sauer. Im Gegenzug können sauer schmeckende Lebensmittel, wie manches Obst, zu den basischen Lebensmitteln gehören.

Zu den schlechten säurebildenden Lebensmitteln gehören:

☹ Fleisch aus konventioneller Landwirtschaft, wegen der enthaltenen Chemikalien

☹ Fleischbrühe, Wurstwaren, Schinken

☹ Eier aus konventioneller Landwirtschaft

☹ Fisch und Meeresfrüchte aus konventioneller Aquakultur oder aus belasteten Regionen stammend

☹ Milch und Milchprodukte (Quark, Joghurt, Kefir und alle Käsesorten, auch von Schaf und Ziege; gerade auch alle fettarmen Milchprodukte)

☹ Stark verarbeitete Sojaprodukte (insbesondere das texturierte Sojaprotein, das mit TVP abgekürzt wird und in getrockneter Form als Grundlage für

Hackfleischersatz, Gulaschersatz o. Ä. angeboten wird)

☹ Getreideprodukte aus Auszugsmehlen (Back- und Teigwaren wie Kuchen, Gebäck, süße Teilchen, Nudeln etc., manche Frühstückscerealien wie z. B. Cornflakes, Fertigmüslis, Crispies, Crunchys etc.)

☹ Produkte aus Gluten (Seitan), z. B. vegetarische Würste, Aufschnitt, Bolognese o. Ä.

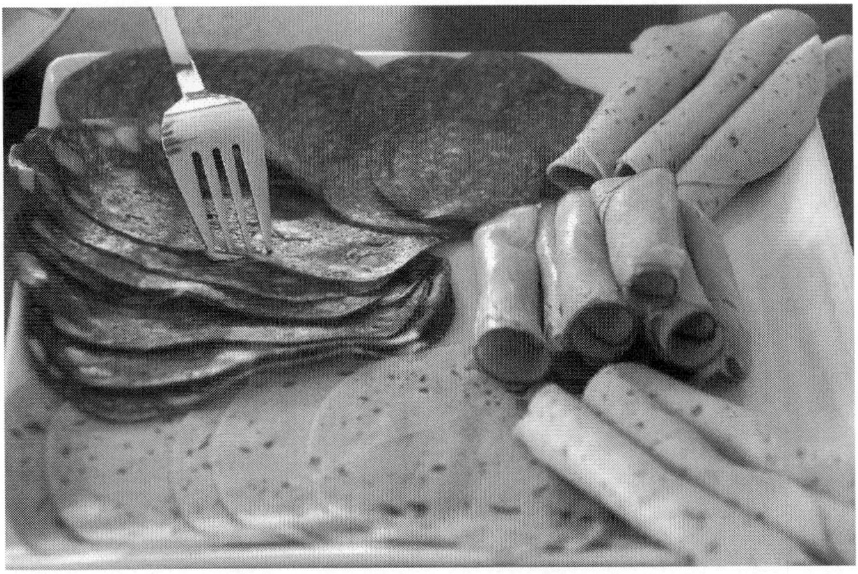

☹ Sämtliche Produkte, die Zucker enthalten

☹ Süßungsmittel wie Dicksäfte, aber auch Honig

☹ Speiseeis, auch Wasser-, Soja- und Joghurteis – Ausnahme: Basisches Eis

- ☹ Fertigprodukte aller Art, insbesondere solche aus konventioneller Erzeugung
- ☹ Fertiggetränke wie Softdrinks (z. B. Limonade, Cola etc.), Fruchtsaft aus Konzentrat, Isodrinks, Proteindrinks, Milchshakes, Drinks zum Abnehmen etc.
- ☹ Mineralwasser und generell kohlensäurehaltige Getränke
- ☹ Tee (schwarzer Tee, Früchtetee, Eistee etc., lediglich Kräutertees sind basisch, ja sogar hochbasisch)
- ☹ Alkohol und alkoholhaltige Produkte
- ☹ Kaffee, auch Getreide-, Instant- und koffeinfreier Kaffee und koffeinhaltige Produkte
- ☹ Senf
- ☹ Essig
- ☹ Ketchup
- ☹ Sauerkonserven

Mit Unterstützung von: http://www.zentrum-der-gesundheit.de.

*Honig kann in die Ernährung integriert werden, WENN er aus hochwertigen Quellen stammt.

3.11 Wasser und Mineralwasser

Eine Ursache von Krankheiten kann unsauberes Wasser sein, aber auch sauberes, reines Wasser kann krank machen.

Kennen wir ein Tier, das Wasser mit Kohlensäure trinkt?

Wer von der Industrieseite eine Studie erwartet, die eindeutig belegt, dass zu viel Wasser und besonders Wasser mit Kohlensäure ungesund ist und auch dick machen kann, wird schnell enttäuscht, wenn man beachtet, wer die großen Mineralwasserhersteller sind: Nestlé, Pepsico, Coca-Cola und Danone.

Ja, Mineralwasser kann dick machen.

Viele werden überrascht sein, mich vielleicht auslachen oder sogar den Kopf schütteln, wenn ich schreibe, dass unsere liebste Flüssigkeit, das Wasser, dick machen kann.

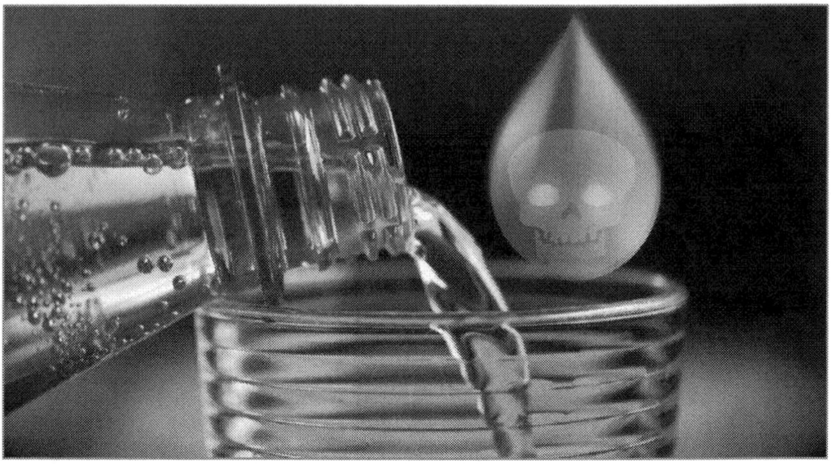

In Afrika sagt man, dass zu viel Wasser dick und krank macht und tatsächlich ist der erste Gewichtsverlust Wasser. Schon sehr früh in Kamerun habe ich gelernt, dass man seinem Körpergefühl vertrauen muss. Das bedeutet, man trinkt, wenn man Durst hat. Ein gesunder Körper bekommt gesunde Impulse. Ich sagte damals zu meinem Vater, dass wir in der Schule gelernt haben, dass man mindesten 3 Liter Wasser am Tag trinken soll. Mein Vater, der mir viele Weisheiten und Geheimnisse der Natur, des Verstandes, des Körpers und des Geistes weitergegeben hat, zeigte mir mit einfacheren Beispielen, dass es keine bestimmte Menge an Wasser gibt, die man einer Person verschreiben kann. Die Körper und die Bedürfnisse sind zu unterschiedlich, und es ist wichtig, sein Körpergefühl nicht mit seinem Verstand zu missachten. Man soll trinken, wenn man Durst hat und nicht umgekehrt. Man sollte dich nicht zwingen und schlecht umprogrammieren. Es gibt ganz klar einen Zusammenhang zwischen Wasser und den Geschmacksrichtungen süß und salzig. Menschen, die sehr süß und sehr salzig essen, trinken viel mehr, als Menschen, die würzig essen. Das überschüssige Wasser, das der Körper nicht mehr ausscheiden kann, lagert er in Zellen ein und das macht uns dick. Ein weiterer Nachteil ist das vermehrte Ausscheiden von Mineralien und Vitaminen, wegen des häufigeren Harndrangs.

Wasser macht auch wegen der Plastikverpackung dick und krank. Die meisten Plastikverpackungen enthalten die Chemikalie Bisphenol A, ein Weichmacher, der aus dem Plastik ins Wasser gelangt und somit in unseren Körper. Das Wasser in Plastikflaschen hat eine sehr hohe Östrogen-Konzentration. Diese Chemikalie beeinflusst den Fettstoffwechsel und führt zu Übergewicht und Krankheiten, wie Krebs, und macht Männer unfruchtbar. Besonders Wasser mit Kohlensäure enthält größere Mengen an Weichmacher, weil die Kohlensäure das Plastik aggressiv angreift.

In Dantse Dantses Buchreihe:

„Die verkrebste Generation. Hilfe, der Wohlstand bringt mich um! Programmiert, um an Krebs zu sterben“ (ISBN 978-3-947003-00-6) *kannst du mehr darüber lesen.*

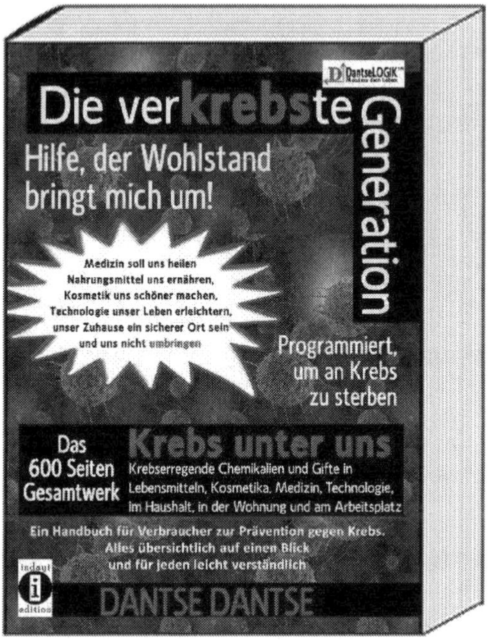

Mineralwasser mit Kohlensäure scheint für den Körper sehr ungesund zu sein. Wir wurden in Afrika immer davor gewarnt. Mir wurde immer gesagt, dass Bier – auch wegen der Kohlensäure darin – nicht nur dick macht, sondern auch krank. Ich wusste gar nicht, dass es Wasser mit Kohlensäure gibt. In Afrika bzw. in Kamerun gibt es nur stilles Wasser. Kohlensäure dehnt den Magen, sagte mir mein Naturlehrer in Kamerun, dadurch isst du viel mehr. Es gibt dir ein falsches Sättigungsgefühl, das schnell wieder verschwindet und dich öfter essen lässt.

Außerdem lassen die Weichmacher und die chemischen Zusatzstoffe in Getränken wie Cola, Fanta, Limonaden usw. deinen Körper dick werden.

Man vermutet auch, dass es in Leitungswasser hormonelle Schadstoffe aus den Antibabypillen gibt: Frauen scheiden die über die Pille eingenommenen Hormone im Urin aus, diese gelangen dann ins Grundwasser und können nicht herausgefiltert werden. Sie gelangen so ins Leitungswasser und schaden besonders den Männern. Außerdem kann man Bisphenol A, eine gefährliche hormonähnlich wirkende Chemikalie im Trinkwasser finden, das über die beschichteten Trinkwasserrohre ins Leitungswasser abgegeben wird.

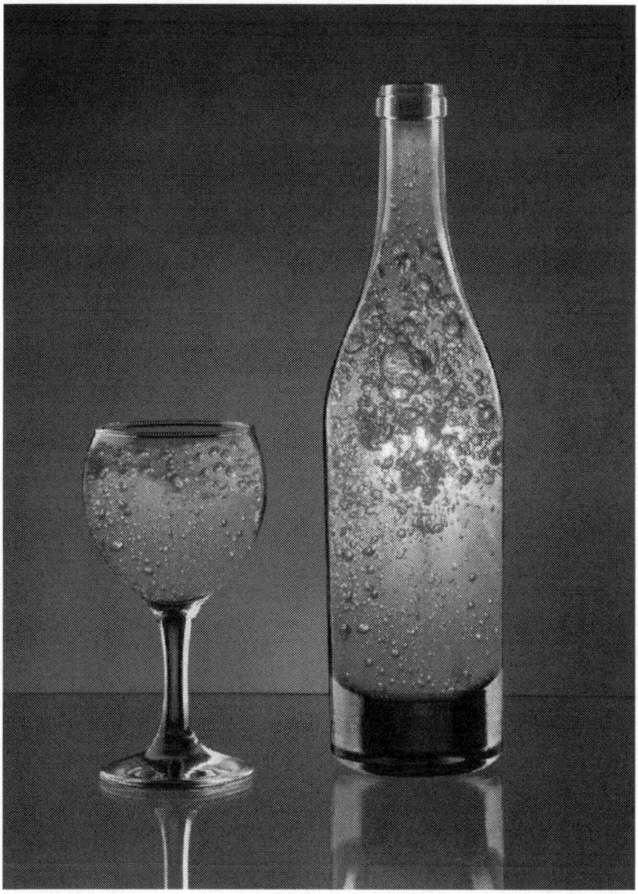

3.12 Tee

Studien belegen, dass Kräutertees Krebs auslösen können. Pyrrolizidinalkaloide sind in hohen Mengen in Tee, Kräutertee und getrockneten Heilpflanzen. Für Kinder, Schwangere und Stillende könnten die Schadstoffe im Kräutertee gefährlich sein. Wissenschaftler finden "unerwartet hohe Gehalte an Pyrrolizidinalkaloiden", kurz PA, in Kräuter- und anderen Tees.

Das Bundesinstitut für Risikobewertung warnte im Sommer 2013, dass viele Kräuterteesorten mit krebserregenden Substanzen belastet sind! Kinder, Schwangere und Stillende vor allem sollten nicht zu viel Kräutertee trinken. Erwachsene die mehr als fünf Tassen Tee am Tag trinken, könnten sich sehr schaden.

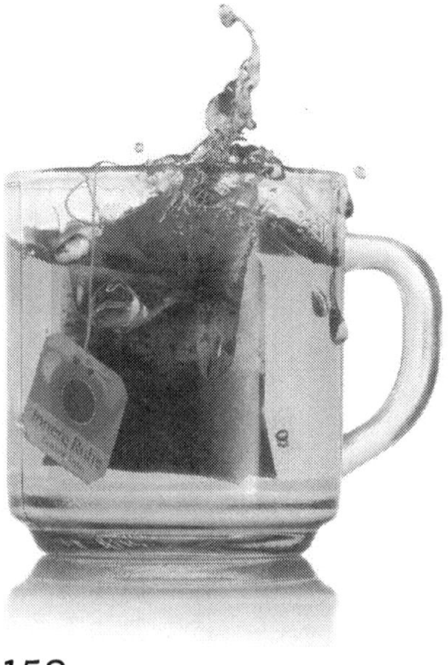

Die Experten untersuchten in einer Studie insgesamt 221 verschiedene handelsübliche Kräutertee- und Teeproben sowie Teedrogen (getrocknete Heilpflanzen). Darunter unter anderem Baby-Fencheltee, Kamillentee, Brennnesseltee, Melissentee und Pfefferminztee. In vielen von ihnen seien hohe Gehalte der sekundären Pflanzenstoffe die Pyrrolizidinalkaloiden (PA), gefunden worden, erklärte Das Bundesamt für Risikobewertung (BfR)-Präsident Andreas Hensel. Sekundäre Pflanzenstoffe sind Stoffe, die bestimmte Pflanzen ganz natürlich zur Abwehr gegen Fressfeinde und mikrobielle Angriffe bilden und sie wirken darüber hinaus als Wachstumsregulatoren. In Untersuchungen hat man festgestellt, dass diese Stoffe im Tierversuch Krebs auslösen.

In einem aktualisierten ÖKO-TEST (einige Monate später) wurden 15 Tees untersucht. Zwei konventionell hergestellte und sogar drei Bio-Tees enthielten Pyrrolizidinalkaloide. Schwangere, Stillende und Kinder sollten daher nicht nur Tee trinken beziehungsweise diesen abwechselnd mit anderen Getränken konsumieren.

Für PA in Lebensmitteln gibt es in Deutschland keine gesetzlichen Grenzwerte. Erstaunlich aber ist ein gesetzlicher Grenzwert im Arzneimittelbereich.

3.13 Kaffee

Auch wenn viele Studien und die Lebensmittelindustrie uns sagen, dass Kaffee gesund sei, sollten wir vorsichtig sein, denn es stimmt nicht ganz. Im Vergleich kann Kaffee sogar mehr schaden als helfen. Das kommt leider selten rüber. Das Koffein in Kaffee tut nicht immer gut.

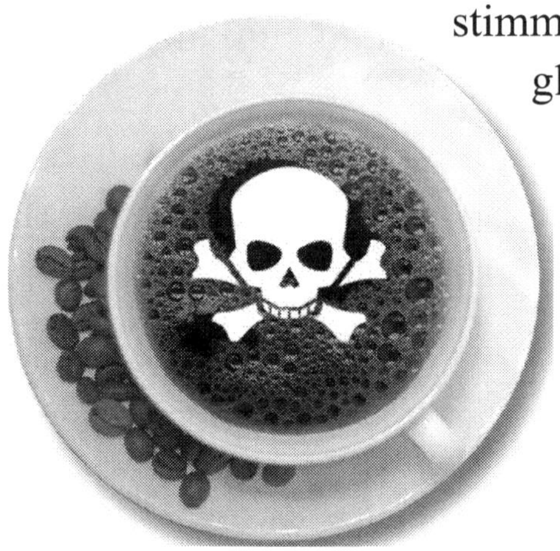

Koffein ist eigentlich ein Insektengift, das die Kaffeepflanze bildet, um sich vor Insektenfraß zu schützen. Das Gift wirkt bei Menschen wie ein Aufputschmittel. Kaffee bekämpft die Müdigkeit und hält wach. Haben wir uns schon die Frage gestellt, warum? Das hat mit dem Stresshormon Adrenalin zu tun. Das Koffein verstärkt die Produktion dieses Hormons. Es versetzt unseren Körper ständig in einen Ausnahmezustand, als ob eine plötzliche Gefahr oder ein Ereignis auftauchte und man sich verteidigen oder fliehen müsste, oder als ob man in einem Wettkampf wäre. Die Folgen sind: Anstieg des Blutdrucks, der Herzfrequenz und des Muskeltonus. Da aber nichts passiert und wir oft nur dasitzen, wendet sich die Situation bald. Der Kick geht vorbei und wir fallen in eine extreme Müdigkeit, Erschöpfung, Nervosität, in ein allgemeines Unwohlgefühl. Es kann zu Kopfschmerzen kommen.

Koffein täuscht Stress vor, erhöht den Noradrenalin- und reduziert den Serotoninspiegel, ein beruhigend wirkender Neurotransmitter. Deswegen wird man unruhiger und zappeliger. Kaffee trägt zur Entstehung von Depressionen oder depressiven Gefühlen bei.

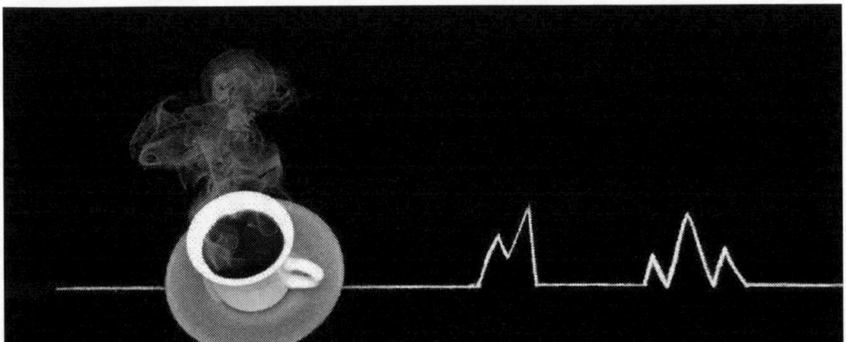

Es gibt sogar bereits ein Ausdruck für die chronische Vergiftung durch Koffein: Koffeinismus, die Abhängigkeit vom Kaffee und die psychischen und körperlichen Folgen davon. Menschen, die darunter leiden, haben oft Angst und Stimmungsschwankungen, sind schnell gereizt, unzufrieden, fallen öfter in Depression, haben Essstörungen und leiden an Schlaflosigkeit, Hyperaktivität, Konzentrationsstörungen.

Ist eine einzige Tasse Kaffee krebserregender als Pestizid?

Manche Experten meinen sogar, dass Kaffee gefährlicher sei als Pestizide. Diese Meinung vertritt der bekannte US-amerikanische Biochemiker Bruce Ames in „Dietary Pesticides (99.99 % all natural: carcinogens/mutagens/clastogens/coffee)“. Er meint, dass sich Kaffeesäure beim Verfüttern in großen Mengen an Ratten und Mäusen als krebserregend erwiesen hat. Eine Tasse Kaffee enthält 10 Milligramm Kaffeesäure. Diese Menge vergleicht er mit dem Gehalt an Pestizidrückständen einiger krebserregender Pestizide in Lebensmitteln, der aufs Jahr verteilt unter 10 Milligramm ist. Bruce Ames war Forscher am Children's Hospital of Oakland Research Institute (CHORI) und Direktor des „National Institute of Environmental Health Science“ an der University of California, Berkeley.

3.14 Reine Säfte

Reine Säfte und frisch gepresste Säfte sind gesund, können aber auch krank machen. Für Orangesaft zum Beispiel werden viele Orangen samt Schale gepresst und erst dann gefiltert. Das Problem ist, dass die Früchte selbst wochen- und monatelang mit verschiedenen Chemikalien, wie Pestiziden, gespritzt und behandelt wurden. Obwohl sie gewaschen werden, gelangen Reste dieser Chemikalien in den Saft und somit in unseren Körper, mit den Folgen, die wir uns vorstellen können.

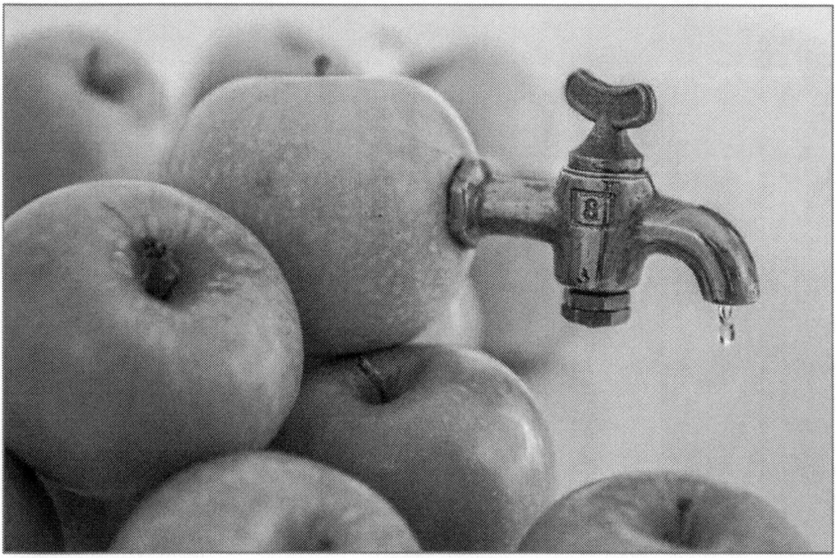

Säfte können außerdem laut mehrerer Studien ein Diabetes-Risiko bergen, wenn man viel davon trinkt, wie eine Studie der Harvard School of Public Health 2013 bewies. Grund ist die Struktur der Fruchtsäfte.

> Beim Übergang vom Obst zum Saft gehen die Ballaststoffe verloren und der Fruchtzucker im Saft geht schneller und komplett ins Blut und erhöht so den Blutzucker stärker, als wenn man das Obst isst.

Hinzu kommt bei vielen Menschen eine Unverträglichkeit von Fruchtzucker (Fructose). Immer mehr Menschen leiden darunter, ohne dass die Ärzte die Krankheit identifizieren. Bei den Betroffenen ist die Aufnahme von Fruchtzucker schmerzhaft. Die Fructose landet unverdaut im Dickdarm und verursacht Bauchschmerzen, Blähungen, Durchfälle, Übelkeit und sogar Depressionen, Kopfschmerzen, Infektionsanfälligkeit und einen Mangel an bestimmten Mikronährstoffen, wie Folsäure und Zink, wenn die Intoleranz jahrelang nicht behandelt wird.

Bei Fructoseintoleranz sind folgende Lebensmittel verboten:

☹ Die meisten Früchte (Trauben, Orangen, Äpfel, Mangos usw.) und alle Produkte daraus

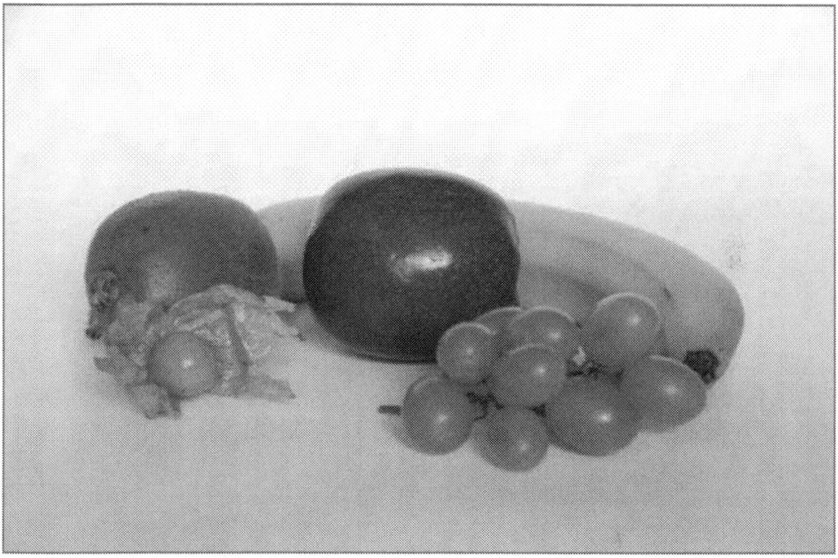

☹ Trockenfrüchte

☹ Honig, Marmelade, Schokolade, Süßigkeiten usw.

☹ Fertigprodukte, die Zucker enthalten könnten

☹ Diabetikerprodukte

☹ Süßstoffe: Sie hemmen die Aufnahme der Fructose aus dem Darm zusätzlich und verschärfen folglich die Fructose-Intoleranz

3.15 Alkohol

Viele Krankheiten werden durch den Konsum von Alkohol verursacht oder verstärkt. Es gibt eine Alkoholkrankheit, die man „Trunksucht“, „Alkoholsucht“ oder „Alkoholismus“ nennt.

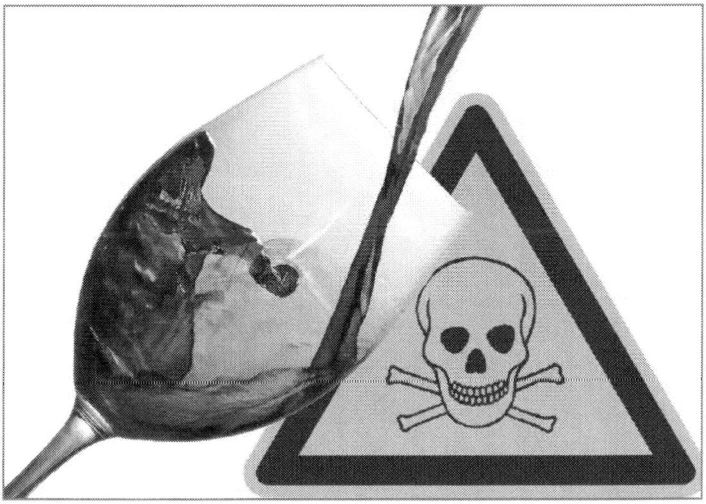

Aber man muss gar nicht erst Alkoholiker sein, bevor der Alkohol den Körper krank macht. Übermäßiger Alkoholkonsum schädigt den Körper auf vielfältige Weise. Langfristiger Alkoholmissbrauch führt neben der Alkoholsucht und der Alkoholvergiftung zu zahlreichen chronischen Folgekrankheiten.

Er schädigt

☹ den Stoffwechselprozess und das kann diese Folgen haben:

- Schädigung der Leber, was zu Fettleber, Alkohol-Hepatitis und Leberzirrhose führt, Bauchspeicheldrüsenentzündung (Pankreatitis),
- kann zu Herzmuskelerkrankungen, koronaren Herzkrankheiten und Anämie beitragen
- Störungen des Zuckerstoffwechsels, Fettstoffwechselstörung
- Osteoporose

☹ die Schleimhäute in Mund, Rachen, Speiseröhre und Magen

☹ das Gehirn und das Nervensystem

Alkohol begünstigt:

☹ Krebserkrankungen im Nasenrachenraum und Kehlkopfkrebs

☹ Hohen Bluthochdruck

☹ Psychische Störungen, wie Depressionen, Wahnvorstellungen, Angst

☹ Demenz und Alzheimer

- ☹ Augenmuskellähmungen
- ☹ Entzündung der Sehnerven
- ☹ Entzündung der Bauchspeicheldrüse
- ☹ Essstörungen und Übergewicht
- ☹ Übersäuerung des Körpers, Ursache weiterer Krankheiten
- ☹ Impotenz und Lustlosigkeit
- ☹ Durchfall
- ☹ Hormonelle Störungen

Weitere Krankheiten sind:

- ☹ Wernicke-Korsakow-Syndrom, es entsteht, wenn es dem Körper an Vitamin B1 mangelt. Es kann zu Bewegungsstörungen mit Lähmungserscheinungen, Wesensveränderungen, Wahnvorstellungen, Demenz und Nervenstörungen führen
- ☹ Das reine Korsakow-Syndrom ist eine Form der Amnesie (Gedächtnisstörung)
- ☹ Hepatische Enzephalopathie ist eine potenziell reversible Funktionsstörung des Gehirns, die durch eine unzureichende Entgiftungsfunktion der Leber entsteht

☹ Alkoholvergiftung

Babys sind bereits im Bauch durch Alkoholmissbrauch der Mutter betroffen und sie zeigen die typischen Gesichtsmerkmale des fetalen Alkoholsyndroms, sie sind häufig geistig behindert und ihr Wachstum ist verzögert.

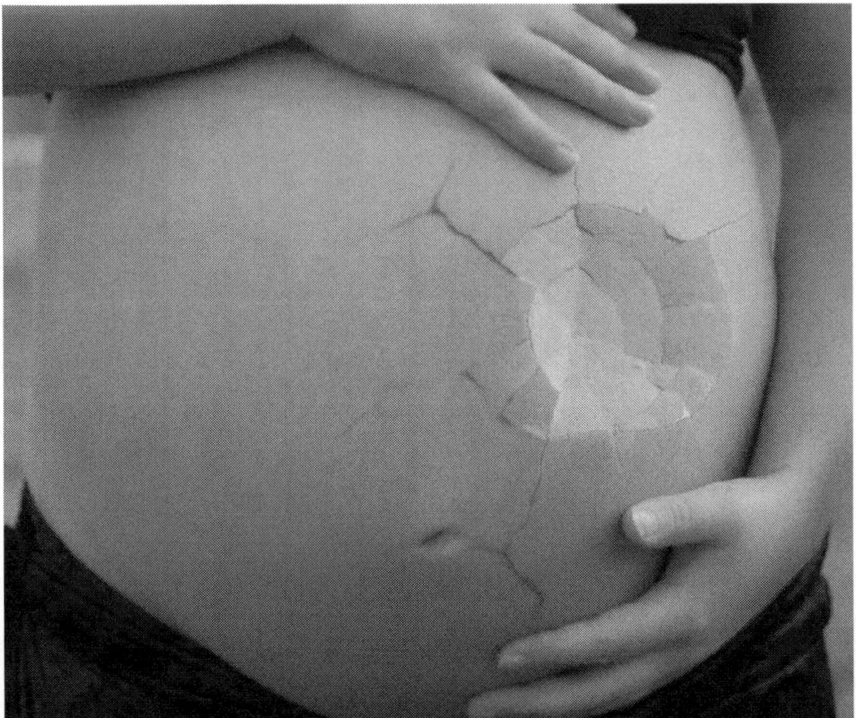

Außerdem raten Ärzte in Kamerun Diabetikern dringend davon ab, Rotwein zu trinken.

3.16 Kohlensäurehaltige Süßgetränke wie Cola und Limonaden

2010 starben 184 000 Menschen durch zu süße Getränke, fanden Forscher heraus, darunter rund 133 000 an Diabetes, 45 000 an Herzkrankheiten und 6450 an Krebs.

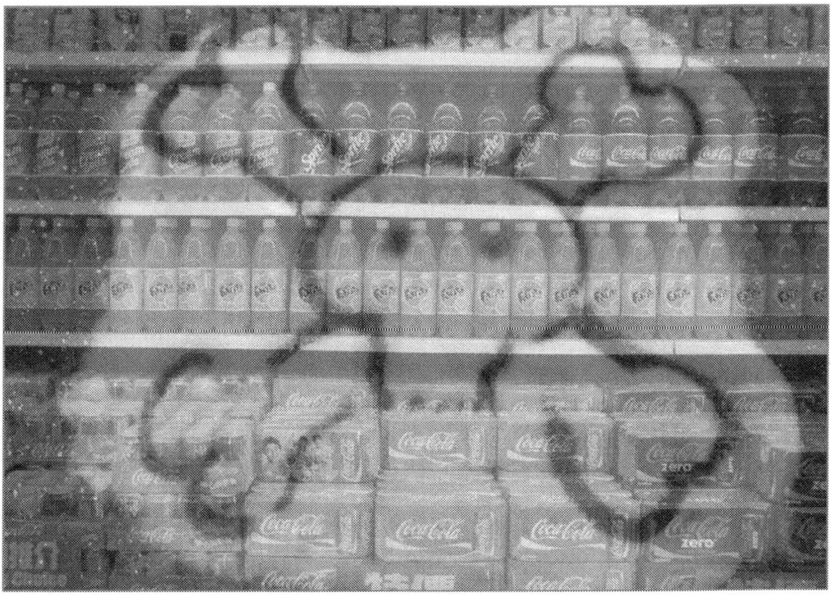

Der Konsum von zuckerhaltigen Softdrinks, wie Cola und Limo, Isodrinks, Energy Drinks oder Proteindrinks macht nicht nur dick und fett, er verursacht auch viele Krankheiten wie Diabetes, Krebs, das metabolische Syndrom, Herz-Kreislauf-Beschwerden usw.

Cola enthält ca. 42 Kalorien (kcal) pro 100 Milliliter, in einer 0,5-Liter-Flasche sind umgerechnet 18 Stück Würfelzucker.

Diese zucker- und chemikalienhaltigen Getränke beschleunigen laut vieler Studien die Alterung der Körperzellen fast so sehr wie das Rauchen.

Zwei Gläser Limonade täglich schaden dem Körper genauso wie Rauchen!

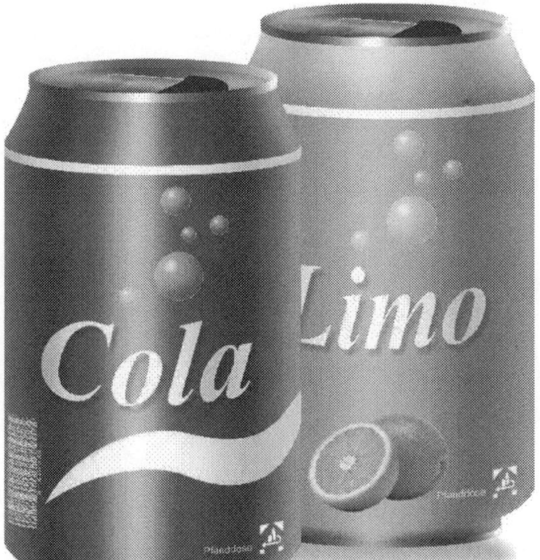

Einer der Hauptgründe sind die hohen Phosphatgehalte. In Softdrinks und süßen Pop-Getränken sowie Limonaden werden meistens Phosphate als Säuerungsmittel, Säureregulatoren, Emulgatoren, Schmelzsalze und Konservierungsmittel (E338, E339) verwendet.

Je nach Konsum kann der Körper sogar um Jahre altern. Eine Studie der Universität von Kalifornien, die im *American Journal of Public Health* veröffentlicht wurde, belegt dies. Prof. Elissa Epel und ihre Kollegen stellten einen möglichen Zusammenhang zwischen dem Zuckergetränkekonsum und der Zellalterung her. Viele Ergebnisse zeigten, dass Verbraucher von kohlensäurehaltigen Süßgetränken kürzere Telomere hatten.

Forscher stellten fest, dass Menschen, die täglich mindestens 350 Milliliter zuckerhaltige Limogetränke zu sich nehmen, körperlich um 4,6 Jahre älter sind als Menschen, die sich an Wasser oder Tee halten.

Dazu steigt das Risiko ab zwei Gläsern pro Woche an Bauchspeicheldrüsenkrebs zu erkranken.

Energydrinks enthalten im Vergleich zu Cola oft die dreifache Koffein-Menge.

Durch die Kohlensäure wird auch mehr Weichmacher aus den Plastikflaschen freigesetzt und gelangen so ins

Blut – mit allen Konsequenzen, die ich im folgenden Kapitel beschreibe.

Was passiert in deinem Körper in den ersten 60 Minuten nach dem Trinken einer Dose Cola

Wir haben schon viel über Süßgetränken, wie Cola und Co. gelesen. Wir wissen, dass sie ungesund sind, aber wir wissen nicht wirklich, was genau mit unserem Körper passiert.

Bei meinen Recherchen bin ich auf folgende Information gestoßen, die erstmalig genau und detailliert erklärt, was Cola in unserem Körper anrichtet.

Der britische Gesundheits-Blogger Niraj Naik hat auf seiner Webseite „The Renegade Pharmacist" aufgelistet, was eine Dose Cola innerhalb von nur einer Stunde im Körper anrichtet. An diesem Beispiel wird gezeigt, wie Fructose und kohlensäurehaltige Getränke uns mehr zerstören und fetter machen, als die sogenannten gesättigten Öle.

Der Originaltext stammt von: http://www.blisstree.com/2010/06/23/mental-health-well-being/what-happens-to-your-body-if-you-drink-a-coke-right-now/

„Wenn du eine Dose Cola trinkst, oder ein ähnliches, zucker- und koffeinhaltiges Getränk, passiert laut Niraj Naik folgendes in deinem Körper…

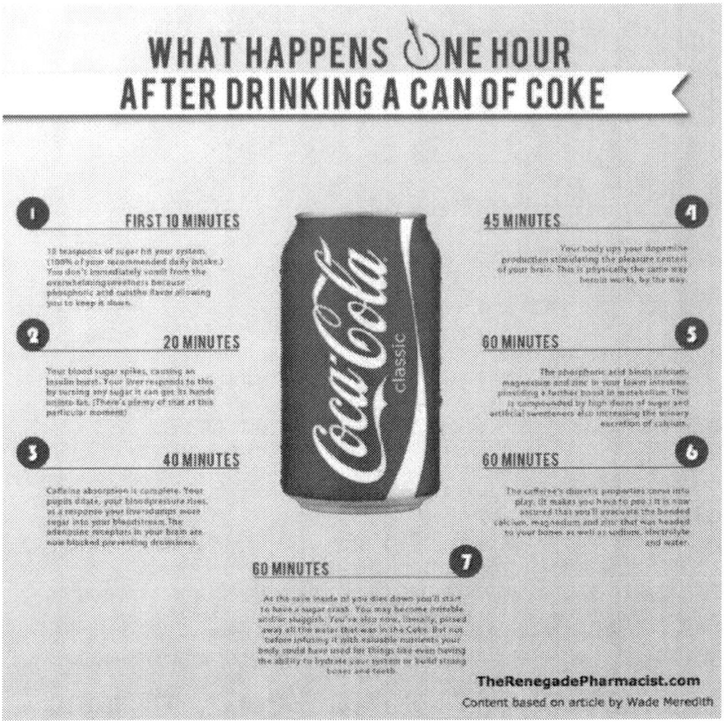

http://therenegadepharmacist.com/wp-content/uploads/2015/05/coke1hr3.jpg

1. **In den ersten 10 Minuten** wird der Körper von 10 Teelöffeln Zucker überschwemmt, die in deinen Körper einschlagen (das sind 100% der empfohlenen Tagesdosis.) Diese überwältigende Süße löst nur deswegen keinen Brechreiz aus, weil Phosphorsäure den Geschmack mildert.

2. **20 Minuten**: Dein Blutzucker erreicht den Höhepunkt, was die Ausschüttung großer Mengen Insulin verursacht. Deine Leber reagiert darauf, indem sie jeden Zucker, den sie in die Finger bekommt (und

davon ist ja gerade mehr als genug vorhanden) in Fett umwandelt.

3. **40 Minuten**: Du hast das Koffein jetzt komplett aufgenommen und es zeigt seine Wirkung: Deine Pupillen verengen sich, dein Blutdruck steigt und als Reaktion darauf kippt die Leber noch mehr Zucker in deinen Blutkreislauf. Die Adenosin-Rezeptoren in deinem Gehirn werden blockiert, was Schläfrigkeit verhindert.
4. **45 Minuten**: Dein Körper steigert die Dopamin Produktion, was das Belohnungszentrum des Gehirns anregt – genauso funktioniert übrigens Heroin.
5. **60 Minuten**: Die Phosphorsäure bindet Kalzium, Magnesium und Zink im Darm und kurbelt dadurch den Stoffwechsel an. Das wird vom hohen Zuckergehalt und künstlichen Süßstoffen weiter vorangetrieben – d.h. noch mehr Nährstoffe landen im Urin.
6. **60 Minuten**: Die harntreibenden Eigenschaften von Koffein machen sich bemerkbar: Du musst auf's Klo und scheidest das Kalzium, Magnesium und Zink aus, das eigentlich deine Knochen gebraucht hätten. Außerdem verliert dein Körper Natrium, Elektrolyte und Wasser.

7. **60 Minuten**: Die Achterbahnfahrt in deinem Körper kommt langsam zum Ende und der Zuckerpegel im Blut stürzt rasant ab: Du wirst müde und gereizt. Und du hast jetzt alles in der Cola enthaltene Wasser ins Klo befördert, und zwar nachdem es dein Körper mit den ganzen wertvollen Nährstoffen angereichert hat.

In den nächsten paar Stunden (wenn du Raucher bist wahrscheinlich schon nach spätestens 2 Stunden) folgt dann auch noch der Koffeinabsturz.

Es ist nicht speziell die Cola, die der Feind ist, sondern die explosive Mischung von extrem viel Zucker, Phosphorsäure und Koffein – und die findet sich in fast jedem Limonadengetränk. Wir sollten eigentlich alle die Gesundheitsrisiken dieser Getränke kennen, weil die Zusammenmischung von Zucker, kohlensäurehaltigem Wasser und Zusatzstoffen wie Phosphorsäure und Salz viel zu viel Säure in unserem Körper produziert.

Ab und zu ein Glas Cola richtet keinen größeren Schaden an, wie immer ist das richtige Maß entscheidend.“

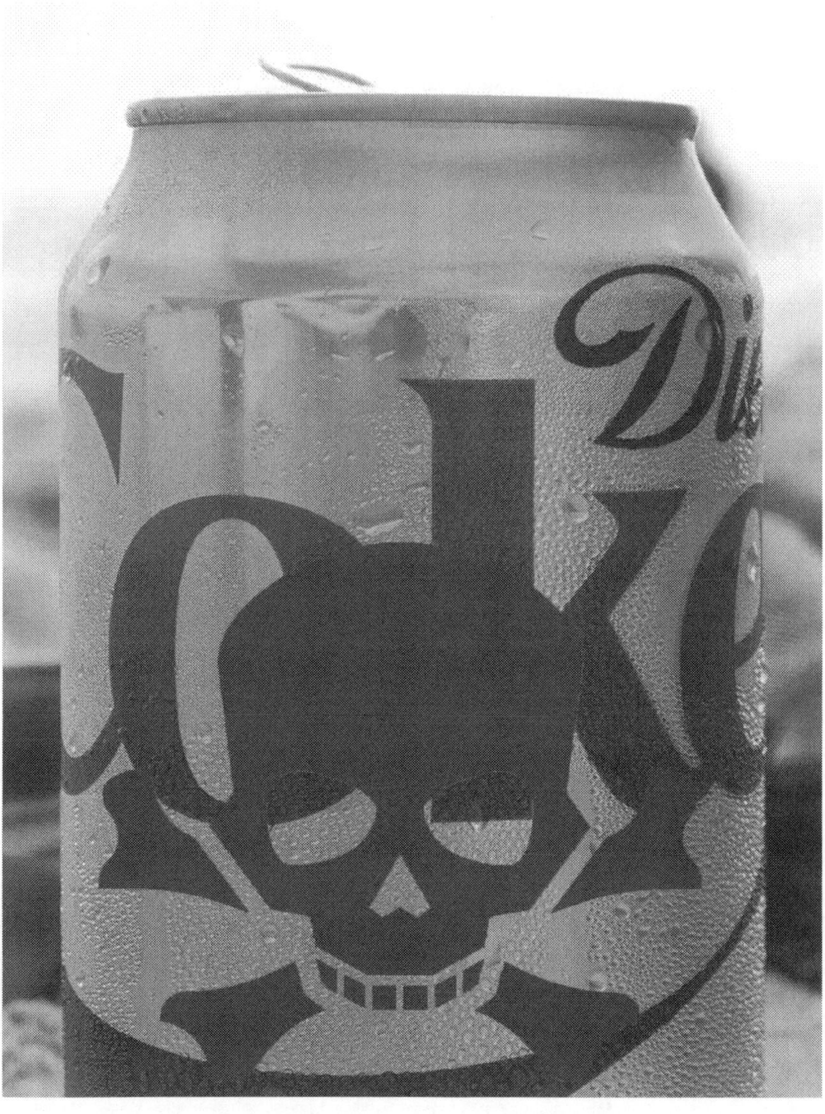

3.17 Synthetisches Salz

Ohne Salz können wir nichts tun, es wäre kaum möglich den Körper zu bewegen oder gar zu denken, weil es sehr wichtige Mineralstoffe und Spurelemente enthält. Man kann aber auch ohne Salz gut leben, wenn man diese Mineralstoffe anderweitig aufnehmen kann, zum Beispiel aus Kräutern, Früchten, Nüssen, Fleisch, Wildpflanzen usw.

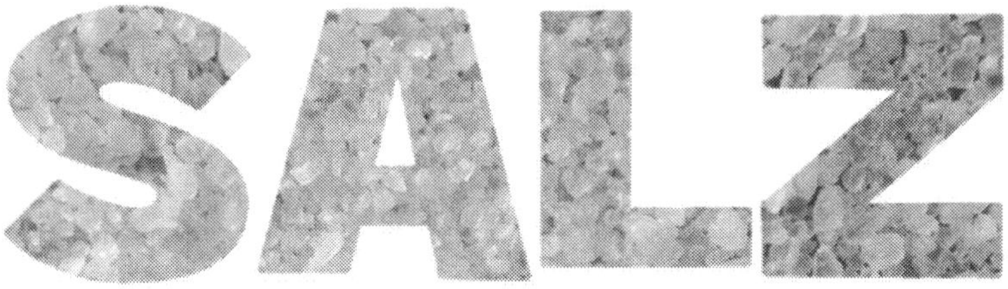

Salz ist nicht gleich Salz. Naturbelassene Salze sind selten in westlichen Nahrungsmitteln zu finden. Die meisten Salze, die wir im Supermarkt kaufen, sind industriell verarbeitet. Sie sind raffiniert, das bedeutet, sie sind gebleicht, gesiedet und gereinigt. Das Industriesalz, meist reines Natriumchlorid, hat kaum noch wichtige Mineralstoffe wie Kalium, Magnesium, Selen usw., denn diese wurden durch Chemikalien ersetzt wie zum Beispiel Aluminium(hydr)oxid, Kaliumhexacyanidoferrat(II), Fluorverbindungen, Jod usw.

Künstliches Jod in Nahrungsmitteln macht krank.

Jodierte Lebensmittel findet man in der westlichen Ernährung fast überall: in Brot, vielen Milchprodukten, denn Kühe werden mit jodierten Mineralfuttermischungen gefüttert, in Wurstwaren, Fertiggerichten, Fastfood, Chips, manchen Süßigkeiten, Gebäck, Eiern, denn Hühner bekommen jodiertes Futter und sogar in Bodengemüse, denn über die Ausscheidungsprodukte aus der Tierfütterung ist der Boden belastet.

Viele Menschen werden durch Jod krank, ohne zu wissen, was die Ursache ist. Auftretende Krankheiten können sein: Asthma, Impotenz, Akne, Bindehautentzündung, Herzstörungen, Schlafstörungen, Depressionen.

Woher kommt eigentlich das Jod? Das Jod, das Salz zugesetzt wird, kommt aus Salpetermischungen und aus recycelten Materialien wie Druckfarben, Katalysatoren, Röntgenkontrast- und Desinfektionsmitteln.

Kochsalz lässt außerdem Zellen sterben, lässt Krankheiten – Nierensteine, Blasensteine, Gallensteine, Gicht, Arthrose, Arthritis – entstehen, fördert Cellulite. Es wird vermutet, dass auch Alzheimer, Schilddrüsenerkrankungen, hoher Blutdruck, Hirn- und Herzstörungen von Industriesalz begünstigt werden.

Auch das Fluorid in Salz ist eine Gefahr für die Gesundheit. Bestimmte Formen von Knochenkrebs sollen laut http://www.zentrum-der-gesundheit.de von einer übermäßigen Fluoridzufuhr begünstigt werden.

Kochsalz enthält außerdem Nitrite (Natriumnitrit), die mit Eiweißen Nitrosamine bilden können. Nitrosamine gehören zu den aggressivsten Krebsauslösern. Viele Wurst- und Fleischwaren enthalten Natriumnitrit. Und nun versteht man, warum davor gewarnt wird, viele Wurstwaren zu verzehren.

Gesunde Salze sind zum Beispiel: Fleur de Sel, das kostbarste und teuerste Meersalz, Steinsalz und Kristallsalz.

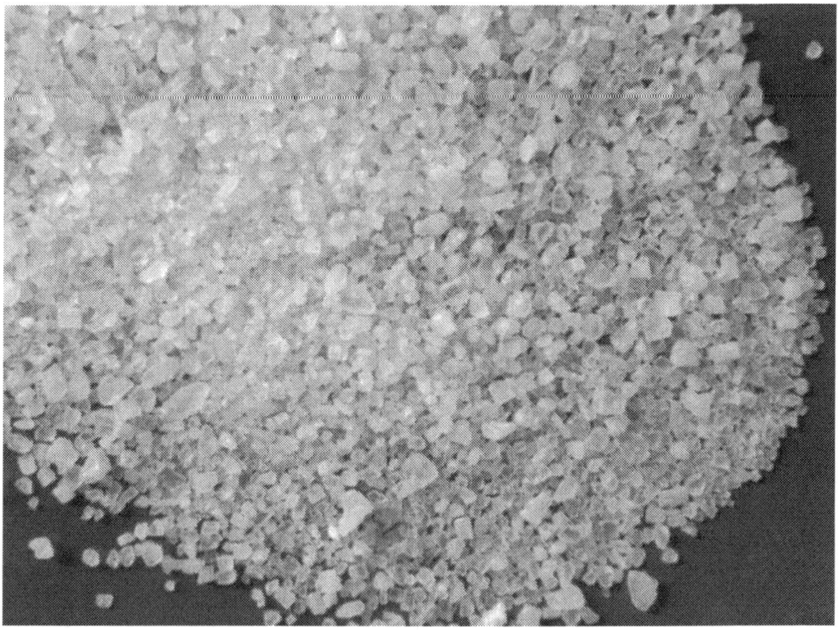

4. Vitaminarme Ernährung ist die Ursache von viele Beschwerden: Liste der Beschwerden, je nach Vitaminmangel

Name	**Mangel**
Vitamin A (Retinol)	Wachstumsstillstand, Nachtblindheit
Pro Vitamin A Beta Carotin	Beschleunigter Alterungsprozess
Folsäure	Erhöhtes Krebsrisiko, Müdigkeit, Verdauungsprobleme, Nervosität, schlechtes Gedächtnis, Schlaflosigkeit, Verwirrung, Fehlgeburten, Atemnot
Vitamin B2 (Riboflavin)	(selten) Hautentzündungen, spröde Fingernägel, Blutarmut, Hornhauttrübung
Vitamin B3 (**Niacin**, Nicotinsäure)	Haut- und Schleimhautentzündungen, Kopfschmerzen, Zittern, Schlafstörungen, Schwindel, Depression, Kribbeln und Taubheitsgefühl in den Gliedmaßen
Vitamin B5 (**Pantothensäure**)	Nervenfunktionsstörungen, schlechte Wundheilung, frühes Ergrauen, geschwächtes Immunsystem

Name	Mangel
Vitamin B6 (Pyridoxin)	(eher selten) Darmbeschwerden, schlechte Haut, Müdigkeit, spröde Mundwinkel
Vitamin B7 (**Biotin**, Vitamin H)	Erschöpfungszustände, Hautentzündungen, Muskel-schmerzen, Haarausfall, Übelkeit, Depression
Vitamin B9 (**Folsäure**, Vitamin M)	Blutarmut, Verdauungsstörungen, Störungen des Haar-, Knochen- und Knorpelwachstums
Vitamin B12 (Cobalamin)	Blutarmut, Nervenstörungen, nervöse Störungen, Veränderung an der Lunge und am Rückenmark
Vitamin C (Ascorbinsäure)	Zahnfleischbluten, Müdigkeit, Gelenk- und Kopfschmerzen, schlechte Wundheilung, Appetitmangel, Skorbut, Leistungsschwäche
Vitamin D (Calciferol)	Knochenverkrümmung- und -erweichung, Osteomalazie, erhöhte Infektanfälligkeit, Muskelschwäche
Vitamin E (Tocopherole)	(selten) Sehschwäche, Müdigkeit, Muskelschwund, Unlust, Fortpflanzungsschwierigkeiten
Vitamin K (Phyllochinone)	Hohe Dosen von Vitamin A und E wirken Vitamin K entgegen

(*** Mit Hilfe von Jumk.de)

5. Mineralienarme Ernährung verursacht viele Krankheiten: Liste der Beschwerden, je nach Mineralstoffmangel

Der menschliche Körper kann ohne Mineralstoffe nicht gesund sein. Die Ursache vieler Krankheiten führen Mediziner auf fehlende Mineralstoffe zurück.

Name	**Mangel**
Bor **B**	Knochenerkrankungen, Wachstumsprobleme, Arthritis, Pilz- und bakterielle Infektionen
Calcium **Ca**	Knochenentkalkung, schlechtes Gebiss und Knochengerüst, Allergien, hoher Blutdruck, Migräne, Herzprobleme
Chlorid – Cl	Frühzeitiger Haar- und Zahnausfall
Chrom **Cr**	Reizbarkeit, Depressivität, Hypoglykämie, hoher Cholesterinspiegel Angstzustände, Diabetes
Eisen **Fe**	Blutarmut, schlechtes Hörvermögen, Regelschmerzen, Restless-Legs-Syndrom, Müdigkeit

Name	**Mangel**
Jod **J**	Schilddrüsenprobleme, Kropf, zähe Schleimhaut
Kalium **K**	Erbrechen, Benommenheit, Muskelschwäche und -lähmung, niedriger Blutdruck, Schläfrigkeit, Verwirrung, extreme Müdigkeit
Kupfer **Cu**	Blutarmut, Ödem, Blutungen, Probleme mit der Hautpigmentierung, Haarprobleme, leichte Reizbarkeit, Verlust des Geschmackssinns, Appetitverlust
Magnesium **Mg**	Unregelmäßiger Puls, Antriebsmangel, Nierensteine, Asthma, Osteoporose, Depressivität und Angstzustände, PMS, Regelschmerzen, Fibromyalgie, Glaukom, Diabetes, geringe Ausdauer (insbesondere bei Sportlern), Schlaflosigkeit, Migräne, Zahnfleischprobleme, zu hoher Cholesterinspiegel, hoher Blutdruck, Gehörverlust, Prostataprobleme
Mangan **Mn**	Dermatitis, schlechte Gedächtnisfunktion, Epilepsie, Blutarmut, Diabetes, Herzbeschwerden, Arthritis
Molybdän **Mo**	Impotenz bei Männern, leichte Reizbarkeit, unregelmäßiger Puls
Natrium **Na**	Sonnenstich, Benommenheit durch Hitze

Name	**Mangel**
Phosphor **P**	Verwirrung, Appetitmangel, Schwäche, leichte Reizbarkeit, Sprachprobleme, verminderte Widerstandskraft gegen Infektionen, Blutarmut
Selen **Se**	Verminderte Immunität und Widerstandskraft gegen Infektionen, verminderte Zeugungsfähigkeit bei Männern, Altersflecken, verzögertes Wachstum
Vanadium **V**	Nicht bekannt
Zink **Zn**	Unfruchtbarkeit bei Männern, Hautausschlag, Arthritis, Geschwüre, Wachstumsprobleme, Allergien, Alkoholabhängigkeit

*** Dankend von www.orthoknowledge.eu/vitamine-tabel/

6. Plastikverpackungen: Kunststoffteile im Essen

Viele Verpackungen aus Plastik sind sehr mit Giften belastet. Zu den häufigsten in Plastik vorkommenden hormonell wirksamen Chemikalien gehören Phthalate und Bisphenol A (BPA).

Die chemische Verbindung **BPA**, Ausgangsmaterial für Polycarbonat und Epoxidharze, das auch in Kunststoffen wie Polyamid, Silikon oder Latex beigemischt wird, soll erhebliche Auswirkungen auf die Zeugungsfähigkeit von Männern haben. Der Stoff wirkt ähnlich wie das weibliche Sexualhormon Östrogen. Das zum Härten von Plastik genutzte BPA ist einer der meistverwendeten Industriestoffe mit weltweiten Umsätzen in Milliardenhöhe. Die Substanz steckt unter anderem in Lebensmittelverpackungen, Konservendosen (welche innen mit einer dünnen Kunststoffschicht ausgekleidet sind. Diese besteht fast immer aus Epoxidharzen, die BPA an die Lebensmittel abgeben), in Zahnfüllungen, CD-Hüllen, Baumaterialien oder in der Auskleidung mancher Babyfläschchen. In fast allen Kapiteln dieses Ratgebers muss ich über Weichmacher sprechen – so verbreitet und gefährlich sind sie.

Phthalate finden sich als Weichmacher in verschiedenen Kunststoffen, v.a. PVC, Polycarbonat (PC), usw.

Phthalate und Bisphenol A sind im menschlichen Blut, im Urin, in der Muttermilch und im Nabelschnurblut von Neugeborenen nachweisbar und sie sind sehr stark krebserregend.

Wir finden Weichmacher auch in vielen Süßigkeiten, Nutella, Butter, Käse oder Schlagsahne. Geschätzte 40 Prozent unserer Lebensmittel enthalten giftige Weichmacher. Zu diesem Ergebnis kam die NDR-Haushaltssendung „Der große Küchen-Check".

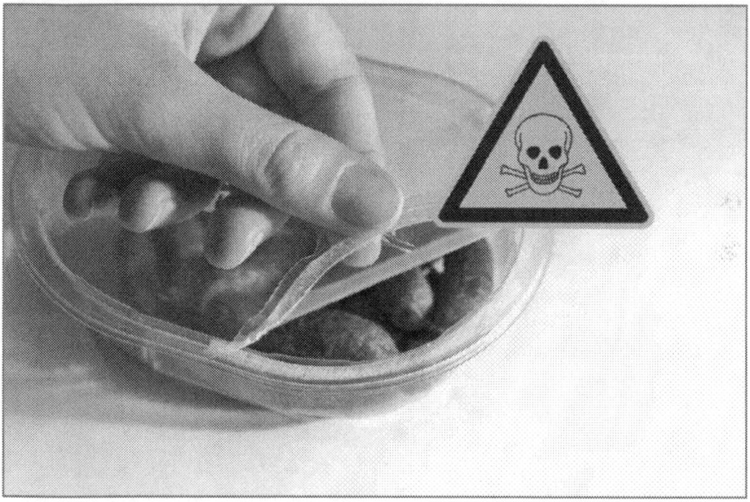

Einen großen Schock gab es 2010, als das Bundesumweltamt den gefährlichen Weichmacher DEHP, ein Phthalat, in Nutella identifizierte. DEHP ist einer der gefährlichsten Weichmacher überhaupt. Schon damals hatte das Bundesumweltamt 600 Kinder auf den Weichmacher untersucht. Ergebnis: Jedes Kind war mit DEHP kontaminiert. Die Werte einiger Kinder wurden von befragten Toxikologen als äußerst bedenklich eingestuft. Neben vermuteten krebserregenden Wirkungen haben Studien bewiesen, dass Weichmacher die Geschlechtsorgane der Männer angreifen und sie unfruchtbar machen können.

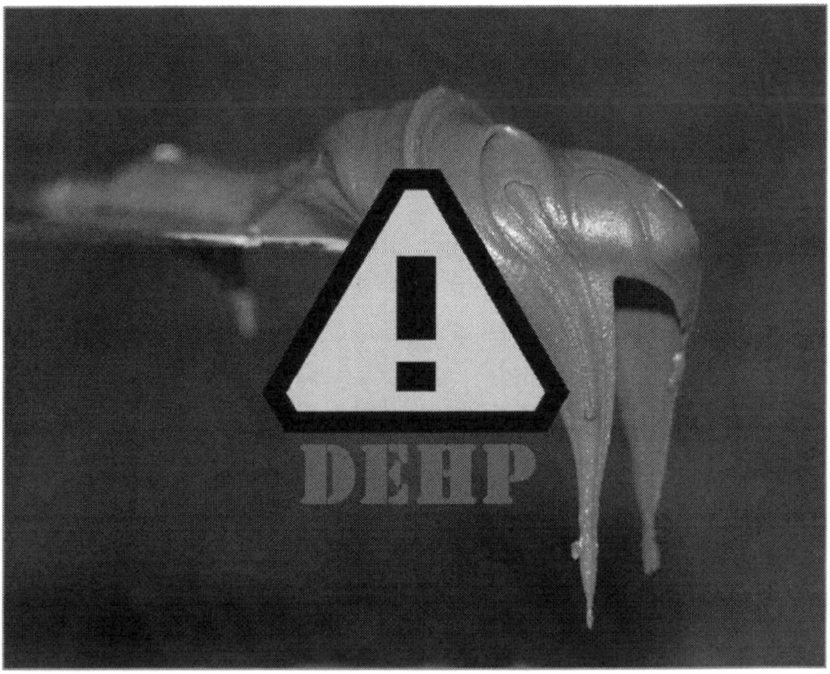

7. Chemikalien und Gift in der biologischen Landwirtschaft

Generell heißt es, Bioprodukte (Fleisch, Gemüse, Obst und Co) müssen ohne Gentechnik, chemische Dünger und Pestizide auskommen. Leider ist das nicht immer der Fall.

Bio ist nicht immer gleich Bio. Biosiegel ist nicht gleich Bio. Besonders die Biomarken der Supermärkte können krebserregende Stoffe enthalten. Man hat schon Dioxin in Bioeiern gefunden!

Viele Bioprodukte werden genauso mit Pestiziden gespritzt wie konventionelle Produkte.

Eine Gefahr bei Bioprodukten sind Schimmelpilze. Um dagegen vorzugehen, werden konventionelle Gifte gespritzt, die leider in einigen Bioprodukten beim Endverbraucher wiederzufinden sind.

In vielen Bioprodukten werden auch gefährliche Zusatzstoffe verwendet; es ist deshalb sehr wichtig, die Inhaltstoffe auf der Packung genau zu lesen. Einige sind erwiesenermaßen krebserregend, und hier muss der

Verbraucher wissen, dass auch in Bioprodukten bis zu sieben Zusatzstoffe ohne Kennzeichnung enthalten sein dürfen. Das bedeutet, es kann in Bioprodukten die gleichen Zusatzstoffe geben wie in den konventionellen Produkten, sie dürfen aber trotzdem „Bio“ genannt werden.

- ☹ Carrageen: Findet man in Bio-Milchprodukten. Carrageen wird aus Rotalgen gewonnen und ist äußerst umstritten, da die Substanz in Tierversuchen zu Geschwüren und Veränderungen im Immunsystem geführt hat
- ☹ Nitritpökelsalz: Bestimmte Bio-Wurstwaren enthalten Nitritpökelsalz, dieses kann krebserregende Nitrosamine bilden
- ☹ Ascorbinsäure (Vitamin C)
- ☹ uvm.

In Deutschland verzichten Bioverbände wie „Demeter“ auf solche gefährlichen Zusatzstoffe.

In der Vergangenheit wurden immer wieder krebserregende Substanzen in Bioprodukten gefunden. Die Verbraucherorganisation Foodwatch warnte vor Acrylamid in manchen Bio-Kartoffelchips: Acrylamid ist krebserregend.

Ein weiterer Fall lag 2007 vor, als die Stiftung Warentest in der Bitterschokolade „Bio Negro“ eine besonders hohe Konzentration der krebserregenden Substanz Benzpyren fand. Benzpyren gehört zur krebserregenden Stoffgruppe der polyzyklischen, aromatischen Kohlenwasserstoffe (PAK). Das Produkt wurde damals vom Markt genommen.

2013 fand die Stiftung Warentest in Pura Pesto von Basilico Genovese D.O.P. mit dem Mindesthaltbarkeitsdatum 4.7.2014 den potenziell krebserregenden Stoff Anthrachinon.

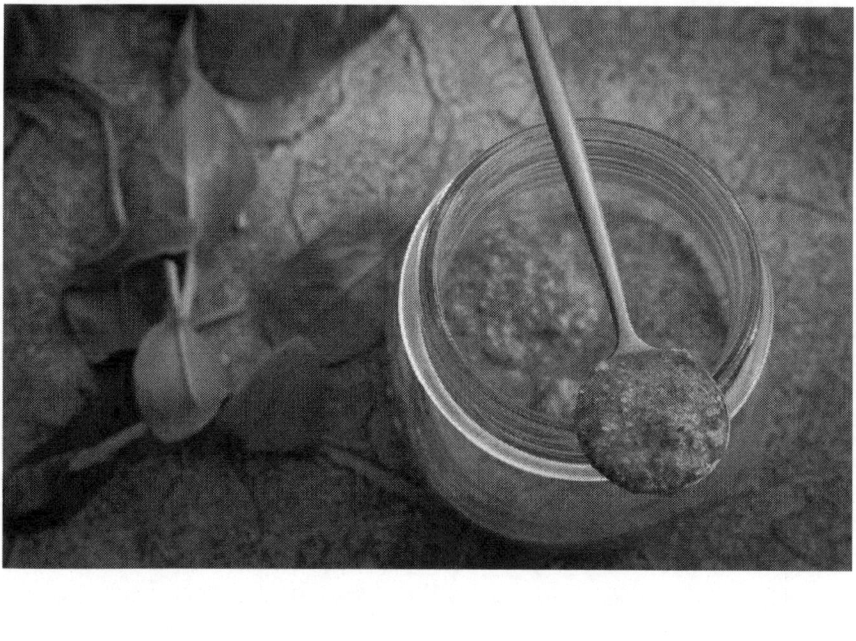

8. Entzündungen werden auch durch ungesunde Ernährung ausgelöst

Entzündungen entstehen, um den Körper vor Eindringlingen wie Bakterien, Schadstoffen usw. zu schützen. Eine Entzündung ist deswegen ein natürlicher Abwehrmechanismus des Körpers.

Bei vielen chronischen Krankheiten, wie Krebs, Alzheimer, Osteoporose, Bronchitis, Diabetes, usw., entstehen Entzündungsreaktionen im Körper. Entzündungen lassen sich an verschiedenen Zeichen erkennen: Fieber, Rötungen, Pickel, Schmerzen, Anschwellungen usw.

Ursache **von Entzündungen** kann neben Viren, Pilzen, Umweltgiften, Bakterien, Stress und Bewegungsmangel auch schlechte Ernährung sein: übersäuernde Ernährung, raffinierter Zucker, Weißmehl, Milchprodukte, Fertiggerichte und Mikrowellenessen, Zusatzstoffe in Lebensmitteln, schlechte Getränke, wie Cola, Fanta, Limo usw., und eine vitalstoffarme Ernährung mit wenigen Vitaminen und Mineralien.

Wenn der Säure-Basen-Spiegel in unserem Körper gestört ist, wird unser Körper öfter Entzündungsreaktionen vorweisen. Durch die Aufnahme von Zusatzstoffen verändert sich die Darmflora, was Entzündungen fördert.

Mit einer entzündungshemmenden Ernährung, bestehend aus basischen, vitamin- und mineralstoffreichen Lebensmitteln (Vitamine A, C und E, Spurenelemente wie Selen, Zink, Magnesium, usw.) und Omega Fettsäuren, können wir unseren Körper vor vielen entzündungsbedingten Krankheiten schützen.

9. Freie Radikale

Herzerkrankungen, Krebs und Rheuma haben etwas gemeinsam: freie Radikale. Diese sind kaputte Teile von Molekülen, die sich mit einem sogenannten ungepaarten Elektron im Atom der Bruchstelle verbinden. Die freien Radikale sind aggressiv auf der Suche nach ihrem fehlenden Elektron und dabei zerstören sie andere Stoffe, Zellmembranen, Chromosomen oder Gewebe.

Freie Radikale entstehen bei allen Stoffwechselprozessen im Körper, wie Stress oder Immunabwehr, Entzündungen, Verletzungen, hohen körperlichen Belastungen, aber auch durch äußere Einflüsse wie Tabak, UV-Strahlung, Röntgenstrahlung oder Lebensmittelzusatzstoffe wie Konservierungs-, Farb-, Aromastoffe, sowie Herbizide, Fungizide, Pestizide und Nitrate. Bestimmte Medikamente, Smog, Autoabgase, Luftverschmutzung, Dioxine, Methan, Ozon, Lösungsmittel, Schwermetalle, Körperpflegeprodukte begünstigen ebenfalls die Entstehung von freien Radikalen.

Freie Radikale verursachen Entzündungen in Körper. Diese Entzündungen sind wichtig, denn sie sind eine normale und hilfreiche Reaktion, um diese aggressiven Radikale unschädlich zu machen. Deswegen sind kleine

Mengen an freien Radikalen kein Problem für den Körper. In größeren Mengen, wenn der Körper die freien Radikale nicht ausreichend abbauen kann, entsteht Oxidationsstress. Die Abwehrfähigkeit des Körpers ist überlastet, das führt zum Absterben von Zellen und Membranen und zur Entstehung von chronischen Krankheiten.

Viele Studien haben einen Zusammenhang zwischen einem Überfluss an freien Radikalen und dem Alterungsprozess, sowie dem Auftreten von degenerativen Erkrankungen, wie Herzerkrankungen und Schlaganfall, Krebs und Arteriosklerose, Demenz und Parkinson bestätigt.

Die Alterung erklärt sich zum Teil durch die Abnutzungserscheinungen, die von den reaktionsfreudigen Atomen und Molekülen – den freien Radikalen – verursacht wurden.

Wir würden also länger gesund und jung leben können, wenn wir das Niveau der freien Radikale vermindern, oder sie neutralisieren würden.

10. Tabellen krankmachender und gefährlicher Zusatzstoffe in Lebensmitteln

Inklusive Tabellen der wichtigsten giftigen und krebserregenden Chemikalien in Lebensmitteln

In unserer heutigen modernen Ernährung sind krankmachende Zusatzstoffe eine Normalität geworden, die vielen Menschen gar nicht bewusst ist, die aber die meisten Krankheiten in unserem Körper verursacht. Würden diese Zusatzstoffe und Chemikalien verringert werden, würden viele Menschen gar nicht zum Arzt gehen. Künstliche Aromen, Farbstoffe, Glutamat und Konservierungsstoffe wirken sich negativ auf unsere Gesundheit aus und machen krank. Zusatzstoffe sind verantwortlich für viele chronische Entzündungen im Körper.

20 Prozent der Deutschen leiden an einer Laktoseintoleranz bzw. Milchzuckerunverträglichkeit. Das hat auch mit diesen Chemikalien zu tun, denn manche Zusatzstoffe können Allergien und Nahrungsmittelunverträg-

lichkeiten, wie Laktose- oder Glutenintoleranz, auslösen.

Konservierungsstoffe aus chemischen Strukturen erkennt man an den 200er E-Nummern. Alle Lebensmittelzusatzstoffe werden mit E-Nummern gekennzeichnet. Das „E“ steht dabei für „Europa“.

Zurzeit gibt es mehr als 300 verschieden Zusatzstoffe.

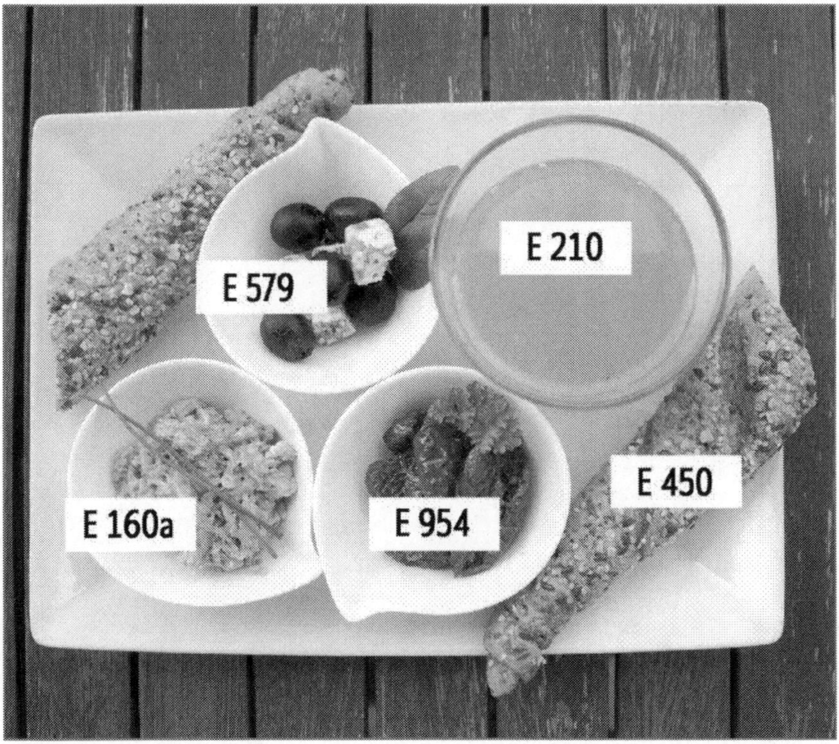

Die vorliegende Tabelle umfasst nur Lebensmittelzusatzstoffe, die als bedenklich oder gefährlich einzuschätzen sind. Zudem sind zu Beginn einige in Lebensmitteln und Nahrungsmittelergänzungen verwendete Stoffe aufgeführt, die keine Zulassung als Lebensmittelzusatzstoff erhalten haben und deshalb keine E-Nummer besitzen.

Es empfiehlt sich, besonders für Risikogruppen wie Allergiker und Kleinkinder, eine individuelle Bewertung, welche Stoffe gemieden werden möchten oder sollten.

Es gilt wie immer der Satz: „Die Dosis macht das Gift“, aber da wir gleichzeitig mehrere Lebensmittel essen oder trinken ist diese Dosis recht schnell erreicht.

10.1 Tabelle gefährlicher Farbstoffe (E 100-180)

Lebensmittelfarbstoffe sind Lebensmittelzusatzstoffe, die dazu dienen, Lebensmittel besser aussehen zu lassen und die Farberwartungen der Verbraucher zu befriedigen. Sie dienen auch dem Ausgleich von verarbeitungsbedingten Farbverlusten und können daher unter Umständen eine bessere Qualität vortäuschen

Fett = besonders gefährliche und/oder bereits in geringer Dosis schädliche Stoffe

E-Nummer	Name	Gefährdung
E 100	Kurkumin	Funktionsstörungen der Schilddrüse; allergieauslösend
E 102	**Tartazin**	**Allergieauslösend; steht in Verdacht, bei Kindern ADHS auszulösen**
E 104	**Chinolingelb**	**Allergieauslösend; steht in Verdacht, bei Kindern ADHS auszulösen; weitere Wirkung weitestgehend ungeklärt; in den USA verboten (Krebsverdacht)**
E 110	**Sunsetgelb FCF, Gelboranga S**	**Allergieauslösend; vermutlich asthma- und neurodermitisauslösend; steht in Verdacht, bei Kindern ADHS auszulösen; im Tierversuch Nierentumore**
E 120	Conchenille, Karminsäure, echtes Karmin, Carmin	(selten) allergieauslösend
E 122	**Azorubin**	**Nebenwirkungen auf Blutbild, Lunge, Lymphsystem,**

E-Nummer	Name	Gefährdung
		Bauchspeicheldrüse; steht in Verdacht, bei Kindern ADHS auszulösen
E 123	Amaranth	Krebserregend; allergieauslösend (vermutlich auch Asthma und Neurodermitis); im Tierversuch Kalkablagerungen in den Nieren; in den USA verboten; nicht mit dem „Inkakorn" zu verwechseln
E 124A	Ponceau 4 R, Conchenillerot A	Allergieauslösend; steht in Verdacht, bei Kindern ADHS auszulösen
E 127	Erythrosin	Beeinträchtigt Nerven- und besonders Schilddrüsenfunktion; wird als Ursache für Hyperaktivität bei Kindern diskutiert; krebserregend; fördert Geschwürbildung

E-Nummer	Name	Gefährdung
(E 128)	**Rot 2 G**	**Krebserregend; allergieauslösend; Zulassung zurzeit widerrufen**
E 129	**Allurarot AC**	**Kaum Untersuchungen; allergieauslösend; steht in Veracht bei Kindern ADHS zu verursachen**
E 132	Indigotin, Indigokarmin	Kann Verdauungsenzyme beeinträchtigen; selten allergieauslösend
E 142	**Grün S, Briliantsäuregrün BS**	**Steht in Verdacht, Alzheimer auszulösen; im Tierversuch erbgutschädigend**
E 151	Brilliantschwarz BN, Schwarz PN	Allergieauslösend
E 154	**Braun FK**	**Schädigung von Leber und Herz; Färbung fast aller Organe durch unbekannte Stoffwechselprodukte von E154; allergieauslösend**
E 155	**Braun HT**	**Enthält nach Angaben des**

E-Nummer	Name	Gefährdung
		Wissenschaftlichen Lebensmittelausschusses der EU „etwa 20% eines nicht identifizierten Zusatzfarbstoffes"; wird in Nieren und Lymphsystem eingelagert
E 160A	Carotine, Beta-Carotin	Bei Raucher*innen und Menschen mit Herz-Kreislauf-Erkrankungen bei großer Aufnahme erhöhtes Lungenkrebsrisiko
E 161g	**Canthaxanthin**	**Schäden an Augen und Leber; vom Bundesgesundheitsamt als „riskanter Wirkstoff" eingeschätzt**
E 171	Titandioxid	Bisher keine nennenswerte Erforschung in puncto Auswirkung
E 173	Aluminium	Steht in Verdacht, Alzheimer auszulösen; wird von Nierenkranken im Körper angereichert

E-Nummer	**Name**	**Gefährdung**
E 174	Silber	Blockiert eine Vielzahl von Enzymen; lagert sich im Gewebe ab
E 175	Gold	Kann zu Störungen des Blutbildes führen
E 180	**Litholrubin BK**	**Im Tierversuch erhöhte Sterblichkeit; verursacht Hyperaktivität; diverse Nebenwirkungen auf Nieren, Milz, Schilddrüse und Infektabwehr; allergieauslösend**

10.2 Tabelle gefährlicher Konservierungsstoffe in Lebensmitteln (E 200-298)

Verlängern die Haltbarkeit und verhindern den Verderb von Lebensmitteln.

E-Nummer	Name	Gefährdung
E 210	Benzoesäure	Hohe Giftigkeit; führt zu Allergien, Asthma, Nesselsucht; kann in hohen Dosen epileptische Anfälle verursachen; in Gegenwart von Ascorbinsäure (E300) entsteht das krebserregende Benzol
E 211	Natriumbenzoat	siehe E210
E 212	Kaliumbenzoat	siehe E210
E 213	Calciumbenzoat	siehe E210
E 214-219	PHB-Ester	Allergieauslösend; im Tierversuch krampfauslösend

E-Nummer	Name	Gefährdung
E 220	Schwefeldioxid	Kann Kopfschmerzen, Asthmaanfälle, Allergien und Übelkeit auslösen; zersetzt Vitamin B1
E 221-228	Sulfite	siehe E220
E 230	**Biphenyl, Diphenyl**	**Fördert Blasenkrebs; im Tierversuch innere Blutungen und Organveränderungen; verursachte in den Herstellerwerken Todesfälle;** für Schalenbehandlung zugelassen -> gelangt beim Schälen mit den Fingen auf das Fruchtfleisch (Zitrusfrüchte, Bananen)
E 231, 232	**Orthophenylphenole**	**siehe E230**

E-Nummer	Name	Gefährdung
E 233	**Thiabendazol**	**Schädigungen von Leber, Nieren, Milz, Herz; krebsartige Veränderungen der Schilddrüse; inzwischen nur noch als Pestizid geführt, aber der Einsatz bleibt gleich: Schalen von Zitrusfrüchten und Bananen, siehe dazu E230**
E 234	Nisin	Bedenken wegen Bildung resistenter Krankheitserreger
E 235	Natamycin	Antibiotisches Arzneimittel, durch Einsatz in Lebensmitteln Erregerresistenz zu befürchten
E 239	**Hexamethylentetramin**	**Spaltet hochgiftiges, stark krebserregendes Formaldehyd ab, reagiert mit Eiweiß zu unerforschtem veränderten Protein**

E-Nummer	Name	Gefährdung
E 242	Dimethyldicarbonat	Zersetzt sich unmittelbar in Kohlendioxid und Methanol sowie u.U. in giftiges Methylcarbamat; reagiert mit Lebensmittelinhaltsstoffen; keine Kennzeichnungspflicht (!)
E 249-252	Nitrate und Nitrite	Können in Magen und Darm oder bei Erhitzung über 130° (Fleischbraten/-grillen) zu krebserregenden Nitrosaminen reagieren; giftig; akut gefährlich für Kleinkinder, weil Blockierung von Sauerstofftransport
E 270	Milchsäure	D-Milchsäure kann von Säuglingen nicht abgebaut werden. Es kann zur Übersäuerung des Blutes kommen. Für Säuglingslebensmittel aber nur L(+)-Milchsäure zugelassen

E-Nummer	**Name**	**Gefährdung**
E 280	Propionsäure	Im Tierversuch krebsartige Veränderungen des Vormagens; in der BRD 1988 verboten; durch die EU inzwischen auch in Deutschland wieder zugelassen
E 281-283	Propionate	siehe E280
E 284, 285	**Borsäure&Borax**	**Reichern sich im Körper als Gifte an; Organschäden; haben früher zu Vergiftungen geführt, daher heute nur noch für Kaviar zugelassen; kein Gegenmittel bekannt**

10.3 Tabelle gefährlicher Antioxidationsmittel in Lebensmitteln (E 300-321)

Diese sorgen dafür, dass die Lebensmittel länger frisch und genießbar bleiben und Geschmack und Farbe beibehalten. Antioxidantien machen Lebensmittel länger haltbar, können aber auch als Stabilisator oder Emulgator dienen.

E-Nummer	**Name**	**Gefährdung**
E 301	Natrium-L-Ascorbat	Fördert Blasenkrebs; im Tierversuch Wachstumsbeeinträchtigung von Jungtieren; oft wie E 300 schlicht als "Ascorbinsäure" deklariert
E 310	Propylgallat	Kann bei Säuglingen zu Blausucht führen; beeinträchtigte im Tierversuch die Infektabwehr; womöglich allergieauslösend
E 311	Octylgallat	siehe E310
E 312	Dodecylgallat	siehe E310

E-Nummer	Name	Gefährdung
E 315	Isoascorbinsäure	Steht in Verdacht, die Aufnahme von natürlichem Vitamin C (Ascorbinsäure) zu verhindern
E 316	Natriumisoascorbat	siehe E301; kaum Untersuchungen
E 319	tertiär- Buthylhydrochinon	Allergieauslösend; Verdacht auf krebserregende Wirkung
E 320	Butylhydroxyanisol (BHA)	Kann krebserregend wirken; lagert sich im Fettgewebe an; gelangt in den Fötus; bei Erhitzung Zersetzung in Stoffe, deren gesundheitliche Unbedenklichkeit nicht bestätigt ist; Veränderungen an Immunsystem, Blutbild, Leber und Schilddrüse; allergieauslösend
E 321	Butylhydroxytoluol (BHT)	siehe E320

10.4 Tabelle gefährlicher Emulgatoren, Stabilisatoren, Verdickungsmittel und Geliermittel in Lebensmitteln (E 322-495)

Emulgatoren verbinden zwei nicht mischbare Flüssigkeiten, wie zum Beispiel Fett und Wasser, zu einer stabilen Emulsion. Stabilisatoren werden eingesetzt, um Beschaffenheit, Aroma, oder anderes stabil zu halten. Verdickungsmittel sind Stoffe, die in erster Linie in der Lage sind, Wasser zu binden. Geliermittel quellen im Wasser und gelieren.

E-Nummer	Name	Gefährdung
E 325-327	Lactate	siehe E270
E 338	Orthophosphorsäure	Steht in Verdacht Osteoporose, Verkalkungen und Hyperaktivität auszulösen; enthält erhebliche Rückstande an Arsen, Cadmium und Uran; oft nur als „Phosphat" deklariert; behindert Aufnahme von Calcium, Magnesium und Eisen
E 339-343	Phosphate	siehe E 338

E-Nummer	Name	Gefährdung
E 385	**Calcium-Dinatrium-Ethylendiamintetraacetat (EDTA)**	**Kann die Aufnahme von Schwermetallen stark erhöhen**
E 400	Alginsäure, Alginat	Kann die Aufnahme diverser Mineralstoffe behindern (Calcium, Magnesium, Mangan, Eisen, Zink...)
E 401-405	Alginate	siehe E 400
E 407	Carrageen	Veränderungen des Immunsystems und Geschwüre im Tiertest; allergieauslösend; Tumorgefährlichkeit nicht abschließend geklärt
E 407A	Verarbeitete Eucheuma-Algen	siehe E 407
E 412	**Guarkernmehl**	**Häufig stark mit gefährlichen Stoffen verunreinigt; Schädigungen von Speiseröhre, Magen und Darm; beeinträchtigt Verdauung; verändert Darmflora; fördert Blähungen**

E-Nummer	Name	Gefährdung
E 413	**Traganth**	**Die WHO nimmt an, dass Traganth „ein massives Allergen ist, fähig extrem schwere Reaktionen auszulösen"**
E 420	Sorbit, Sorbitsirup	Kann relativ schnell zu Krämpfen führen
E 425	Konjak, Konjakgummi	Behindert die Aufnahme diverser Nährstoffe
E 432-436	**Polysorbate**	**Reaktionen bei der Herstellung nicht vorhersehbar; stehen in Verdacht ansonsten nicht aufnahmefähige Stoffe resorbierbar zu machen**
E 442	Ammoniumphosphatide	Bewertung für die Gesundheit ungeklärt
E 444	Saccharoseacetatisobutyrat	Gesundheitliche Bewertung unklar; beim Hund Leber- und Gallenschaden; wird fast nie deklariert
E 450-452	Di-, Tri- und Polyphosphate	siehe E 338

E-Nummer	Name	Gefährdung
E 476	**Polyglicerin-Polyricinoleat**	**Schädigung von Leber und Nieren bei Tieren; Höchstdosis kann sehr schnell überschritten werden**
E 491	Sorbitanmonos-tesrat	Toxikologisch nicht unabhängig bewertet
E 492-495	Sorbit-Fettsäure-Verbingungen	siehe E491

10.5 Tabelle der Rieselhilfen und Säureregulatoren in Lebensmitteln (E500-586)

Rieselhilfen sind Trennmittel, um das Klumpen beim Verbraucher zu verhindern. Säureregulatoren halten den gewünschten pH-Wert eines Lebensmittels konstant.

E-Nummer	Name	Gefährdung
E 503	Ammoniumcarbonat (Hirschhornsalz)	Bei direktem Verzehr gesundheitsschädlich; Ammonium entschwindet beim Backen; E 503

E-Nummer	**Name**	**Gefährdung**
		ist jedoch auch für ungebackene Lebensmittel zugelassen
E 510	**Ammonium-chlorid (Salmiak)**	**Veränderung von Nebenschilddrüsen, Nebennierenrinde und Blutbild; Knochenschäden; bei Schwangeren Hyperventilation, Appetitlosigkeit und Erbrechen**
E 512	Zink-11-Chlorid	Kann Übelkeit und Erbrechen verursachen
E 520-523	Aluminiumsulfate	siehe E173
E 540-544	andere Di-, Tri- und Polyphosphate	siehe E 338; bei E 541 (Natriumaluminiumphosphat) siehe außerdem E 173
E 554-559	Aluminiumsilicate	siehe E 173
E 586	4-Hexylresorcin	Toxikologisch umstritten

10.6 Tabelle gefährlicher Geschmacksverstärker und Glutamate in Lebensmitteln (E 620-650)

Diese verstärken den Geschmack von Speisen und sparen so den Herstellern teure, hochwertige Zutaten.

E-Nummer	Name	Gefährdung
E 620	Glutaminsäure	Kann bei empfindlichen Personen "Chinarestaurantsyndrom" verursachen (Kopfschmerzen, Übelkeit, Nackensteife); im Tierversuch Lernprobleme bei den Nachkommen und Fortpflanzungsstörungen; steigert den Appetit und unterstützt somit Übergewichtigkeit
E 621-625	Glutamate	siehe E 620; z.T. auch in Hefeextrakt enthalten
E 626	Guanylsäure	Wird im Körper in Harnsäure umgewandelt; kaum Untersuchungen

E-Nummer	Name	Gefährdung
E 627-629	Guanylate	siehe E 626
E 630-636	Inosinsäure und Inosinate	siehe E 626

10.7 Tabelle gefährlicher Süßstoffe in Lebensmitteln (E420, E 900-1520)

Dies sind synthetisch hergestellte oder natürliche Ersatzstoffe für Zucker, die dessen Süßkraft erheblich übertreffen. Sie machen insbesondere Getränke und Diätprodukte süß, sind aber in fast allen Fertiggerichten, Fast Food Produkten, Eis usw. anzutreffen

E-Nummer	Name	Gefährdung
E 420	Sorbit, Sorbitsirup	Kann relativ schnell zu Krämpfen führen

E-Nummer	Name	Gefährdung
E 950	Acesulfam-K	Im Tierversuch krebserregend
E 951	**Aspartam**	**Kann zu Kopfschmerzen, Gedächtnisverlust, Sehstörungen, Benommenheit und Hyperaktivität führen. Manche Studien stufen diese Chemikalie als krebserregend ein.**
E 952	**Cyclamat (meist Natriumcylamat)**	**In den USA seit 1969 wegen Krebsverdachts verboten. Im Tierversuch Schädigung von Hoden und Spermien durch Abbauprodukte**
E 954	**Saccharin**	**Das eingesetzte Natriumsalz erzeugt bei Tieren Blasenkrebs; appetitfördernd; schädlich bei Blasenerkrankungen durch Wechselwirkungen mit Medikamenten**

E-Nummer	Name	Gefährdung
E 958	Glycyrrhizin (Süß-holz)	Kann Kopfschmerzen und Herzrhythmusstörungen auslösen
E 959	Neohesperidin DC	Noch ungeklärt; appetit-fördernd
E 960	Neotam	Nachfolgeentwicklung von Aspartam (E 951)
E 962	**Aspartam-Acesulfam-Salz**	**Siehe E 950 und E 951**

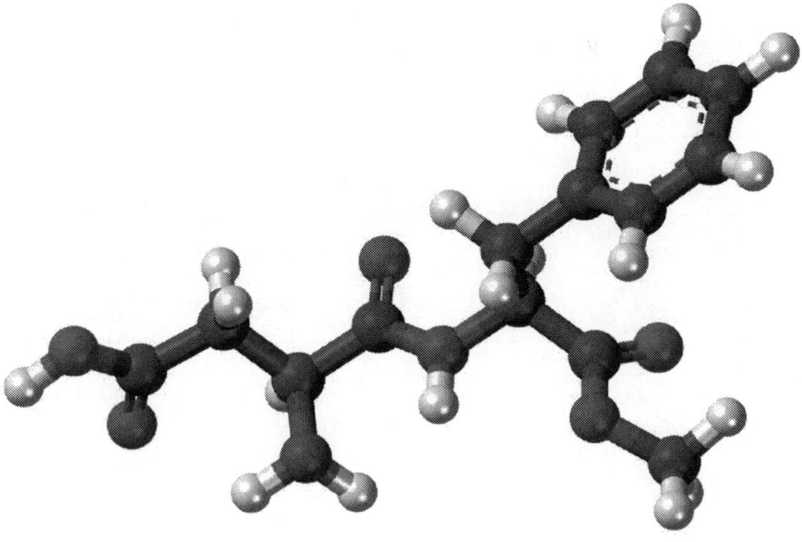

10.8 Tabelle der Schadstoffe, Gifte und krebserregenden Substanzen in Lebensmitteln: Wo kommen sie vor und welche Krankheiten verursachen sie?

Gift	Vorkommen	Erklärung
Acrylamid	Chips, Pommes frites, Spekulatius	Erbgutverändernd; leberschädigend; vermutlich krebserregend. Acrylamid wird zudem in der Leber zum weitaus gefährlicheren Glycidamid umgewandelt.
Agaritin	Rohe Champignons, getrocknete Pilze	Krebserregend
Alkohol (Ethanol)	Bier, Wein, hochprozentige Alkohole	Krebsfördernd. In großen Mengen leberschädigend. Hohe Suchtgefahr.

Gift	Vorkommen	Erklärung
Anthrachinon	Zum Teil in Schwarztee enthalten. Zum Teil in sehr bedenklichen Mengen.	Krebserregende Substanz entsteht möglicherweise beim Produktionsprozess. Ungeklärt.
Antibiotika	Fleisch, Meeresfrüchte aus Aquakultur, Milchprodukte	Fördert Resistenzen gegen Antibiotika und das Enstehen superresistenter Bakterien
Aluminium	In vielen Nahrungsmitteln natürlich vorhanden, oder über Konservendosen und Aluminiumküchenutensilien. Erhöhte Werte in Laugengebäck, Tee.	Schädigt das Gehirn. Möglicherweise für Alzheimer verantwortlich.
Arsen	Algen, Fisch, vor allem Matjes, Meeresfrüchte, vor allem Muscheln, Reis, vor allem Vollkorn- und Parboiled-Reis	Kann bei regelmäßiger Zufuhr Hautkrebs, Leberkrebs auslösen.

Gift	Vorkommen	Erklärung
Aspatarm	Zuckerersatz, Süßigkeiten, Diätprodukte	Kann giftige Verunreinigungen enthalten. Enthält immer giftiges Methanol. Krebsverdacht. E-Nummer: E-951
Azofarbstoffe	Süßigkeiten, leuchtend farbige Lebensmittel	Sehr bedenkliche, krebserregende Farbstoffe. Teilweise enthalten sie: Benzidin. E-Nummern: E 102, E 104 (Chinolingelb), E 123, E 129, E 180
BHT	Süßspeisen, Kaugummi	Stört Blutgerinnung; Krebsverdacht; kann Allergien auslösen. E-Nummer: E 321
Benzol	Zum Teil in Erfrischungsgetränken, in verschiedenen Lebensmitteln	Krebserregend. Kann entstehen, wenn neben Benzoesäure auch Ascorbinsäure bzw. Vitamin C im Getränk vorhanden ist.

Gift	**Vorkommen**	**Erklärung**
Benzoesäure / Natrium-benzoat	Konservierungsstoff. Oder natürlich in Beeren, Blaubeeren, Pilzen. Verlängert Haltbarkeit von Lebensmitteln. Teilweise in Erfrischungsgetränken enthalten.	Krebserregend; kann ADHS verursachen, Kopfschmerzen, Verdauungsprobleme, Allergie. In Kombination mit Ascorbinsäure kann krebserregendes Benzol entstehen.
Bisphenol A (BPA)	Plastikverpackungen von Lebensmitteln, Wasserkocher aus Plastik (!), z.T. Thermo-Papier, Küchen-Plastikgefäße, Hausstaub, Konservendosen	Wirkt wie ein Hormon. Wirkt negativ auf die Fruchtbarkeit. Kann ADHS auslösen. Krebsverdacht!
Cadmium	Bitterschokolade, Nüsse, Spinat, Sellerie	Krebserregend; nervenschädigend; knochenschädigend Stammt aus der natürlichen Zusammensetzung der Anbauböden

Gift	Vorkommen	Erklärung
Cholesterin	In tierischen Fetten, vor allem in Schweinefleisch	Hohe Aufnahme fördert Arterienverkalkung & Herzinfarkt- und Schlaganfallrisiko
Cumarin	Zimtgebäck, Waldmeister	Leberschädigend; krebserregend
Cyclamat	Zuckerersatz. In Süßigkeiten, Diätprodukten	Ungeklärter Verdacht, Krebs hervorzurufen
Fungizide	Vor allem an Zitrusfrüchten und Erdbeeren	Sollen Pilzbefall von Lebensmitteln verhindern.
Gehärtete Fette	Margarine, Fertigprodukte, Süßigkeiten etc.	Lagern sich im Fettgewebe an und werden nicht abgebaut

Gift	**Vorkommen**	**Erklärung**
Gentechnisch veränderte Lebensmittel	Viele Gemüse- und Getreidesorten. Muss in der EU deklariert werden, wenn über 1% Anteil in Lebensmitteln. Bei Tierfutter für Fleisch/ Milchprodukte keine Deklarationspflicht.	Zum Teil überhöhte Pestizidbelastung oder unbekannte Gifte enthalten. Beeinträchtigt ökologische Landwirtschaft, fördert Patente auf Lebewesen!
Gesättigte Fettsäuren	Vor allem in tierischen Fetten, Kokosfett	Wirken sich ungünstig auf den Cholesterinspiegel aus. Erhöhtes Risiko von Herzinfarkt und Schlaganfall.
Glutamat / Geschmacksverstärker	Fertigessen, Snacks, chinesische Gerichte, Hefeextrakt. Kommt natürlich auch in Gemüsen vor.	Kann bei einigen Menschen Unverträglichkeiten hervorrufen. Leichtes Nervengift. E-Nummer: E 621
Glycidamid	Pommes frites, Kartoffelchips, hoch erhitzte Lebensmittel	Entsteht bei der Verdauung von Acrylamid. Stark krebserregend und

Gift	**Vorkommen**	**Erklärung**
		erbgutverändernd. Mengen in Lebensmitteln sind gering.
Glyphosat	Weit verbreiteter Wirkstoff in vielen Pestiziden für den „Pflanzenschutz"	Wichtigstes chemisches Herbizid (Unkrautbekämpfung). Einer der Markennamen lautet „Roundup".
Histamin	In Rotwein, alkoholischen Getränken, Dosenfisch (v.a. Thunfisch), in Käse (je älter, desto mehr), Wurst/Schinken und Sauerkraut.	Ist ein giftiger Stoff, muss nicht deklariert werden. Kann Kopfschmerzen und „Kater" erzeugen. Schädlich für Blut und Herz. Für Histamin-Allergiker sehr problematisch.
Melamin	Kunststoff, aus dem häufig Geschirr gefertigt wird.	Durch Erhitzen von Melamin-Geschirr (ab 70°C), gelangen Melamin und Formaldehyd in die Lebensmittel. Gefahr von Krebs und Nierenerkrankungen.

Gift	Vorkommen	Erklärung
Methanol	Hauptbestandteil sogenannter Fuselöle im Alkohol. Teilweise auch in Fruchtsäften	Schädigt das Nervensystem. Kann in höheren Dosen blind machen. Giftig.
Mineralöl (MOSH / MOAH)	In verschiedenen Lebensmitteln z.B. Speiseölen, Schokolade. Auch durch „Abfärben" von Papp-Recycling-Verpackungen und Druckfarben.	Mineralöl ist gesundheitsschädlich (u.a. leberschädigend). Durch Verunreinigungen im Boden, bei der Verarbeitung, durch die Verpackung aber nicht immer zu vermeiden.
Natrium-nitrit, Nitrit-pökelsalz	In erwärmtem und dann warm gelagertem Spinat, in stark erhitztem Käse/Wurst und in gepökelten Lebensmitteln.	E-Nummern: E 249; E 250; E 251; E 252. Konservierungsstoff. Weitere Namen für vergleichbare Stoffe: Kaliumnitrit, Nitrat, Kaliumnitrat. Hemmt Sauerstoffaufnahme des Blutes.

Gift	Vorkommen	Erklärung
Natrium-fluorid, Fluor	Im Speisesalz, in angelsächsischen Ländern z.T. auch dem Leitungswasser zugesetzt.	Ist sehr giftig. Angeblich von essentieller Wichtigkeit für die Zahngesundheit.
Natamycin	Antibiotika-ähnlicher Stoff in der Käserinde konventionell hergestellter Käse. E 235.	Kann Antibiotika-Resistenz mit hervorrufen.
Nitrat	Im Trinkwasser, in verschiedenen Gemüsen wie Spinat, Kopfsalat (im Winter), Mangold und Rucola (im Winter).	Kann im Magen in krebserregendes Nitrosamin umgewandelt werden.
Patentblau	In Lebensmitteln als blaue Farbe.	Eher unbedenklich. Kann eventuell Allergien auslösen.

Gift	Vorkommen	Erklärung
PET-Flaschen: Acetaldehyd/ Östrogen	PET-Flaschen werden häufig als Verpackung für Getränke eingesetzt.	Vom Plastik wird das leber- und zellschädigende Acetaldehyd in das Getränk abgegeben. Außerdem finden sich häufig östrogenartige Hormone im Inhalt der Flaschen.
Phthalate	Plastikverpackungen von Lebensmitteln	Phthalate lösen sich durch Fett oder Flüssigkeiten und gehen in die Lebensmittel über. Sie kommen unter anderem in weichen Folien um Schnittkäse herum vor oder in Konservendosen-Beschichtungen.
Phytoöstrogene	Soja- / Tofuprodukte, Bohnen	Hormonähnliche Wirkung, bei einigen Frauen bei extrem hohem Konsum krebsfördernd.

Gift	Vorkommen	Erklärung
Polyzyklische Kohlenwasserstoffe (PAK)	Gegrillte und geräucherte Lebensmittel	Entstehen bei unvollständiger Verbrennung und sind krebserregend. Zum Teil in Schwarztees enthalten.
Pyrrolizidinalkaloide	Kommt zum Teil in Kräutertees (v.a. Kamille, Melisse) und Honig sowie in Rucola vor.	Ist ein natürlicher Bestandteil für Menschen giftiger Pflanzen. Extrem giftige Substanz!
Radioaktivität	Vorkommen in Lebensmitteln: Wildfleisch, Waldpilze. Waren aus verstrahlten Gebieten (z.B. Fukushima, oder Pazifik). Auch durch Uran z.T. in Mineralwasser.	Achtung bei Waldpilzen, Algen, Thunfisch.
Saccharin	Zuckerersatz, Süßigkeiten, Diätprodukte	Ungeklärter Verdacht, in großen Mengen Krebs hervorzurufen.
Safrol	Muskat, Kampfer, Rootbeer	Giftig

Gift	Vorkommen	Erklärung
Schimmelgift / Aflatoxine u.a.	Getreide, Brot, Pistazien, Erdnüsse, Kaffee, braun angelaufene Tomaten (Braunfäule)	Leberschädigend, krebserregend
Schmelzsalze, Phosphate	Schmelzkäse, Cheeseburger etc. E 450-E 495 (Natriumphosphate, Kaliumphosphat, Calziumphosphat usw.)	Schädigt Nieren, destabilisiert Knochen, insgesamt gesundheitsschädliche Wirkung. Lebensgefährlich für Nierenkranke.
Semicarbazid	Kunsstoffbeschichtete Deckel von Getränken und Lebensmittelgläsern	Gesundheitsschädlich. Wirkt wie ein Hormon.
Silikone	Silikon-Additive in Bratöl, vor allem bei Fastfood-Ketten. Name: E 900	Das Silikon selbst ist nicht giftig (wenngleich bedenklich, da auf Erdölbasis), vervielfacht jedoch die Acrylamidwerte in frittierten Erzeugnissen.
Solanin	Gift im Stängel von unreifen Tomaten,	Schwaches Gift.

Gift	**Vorkommen**	**Erklärung**
	Kartoffeltrieben.	
Stevia	Süßgetränke und Süßigkeiten	Gilt als relativ unbedenklich, wenn nicht zu viel davon gegessen wird. Höchstmenge: 2g pro Tag.
Sulfite	Wein, Spirituosen, Trockenfrüchte, Kartoffelprodukte	Gesundheitlich bedenklich. Natriumdisulfit zerstört Vitamin B1 im Körper. Problematisch für Allergiker.
Trans-Fettsäuren	Mikrowellenpopcorn, frittierte Backwaren, Blätterteig, Pommes frites, Kartoffelchips, Kekse (v.a. in Produkten mit „gehärteten Fetten").	Gesundheitsschädlich. Siehe gesättigte Fettsäuren.
Vanillin	Süßwaren, Fertigessen, in Tabakprodukten	Künstliches Vanillearoma. Leicht gesundheitsschädlich. Krebserregend in größeren Mengen oder

Gift	Vorkommen	Erklärung
		bei Verbrennung.
Zuckerkulör (Ammoniumsulfit)	Cola, Getränke, Süßigkeiten, Whisky, Marmeladen	Ammoniumsulfit-Zuckerkulör (E 150d) ist in Cola enthalten und gilt als problematisch. Im Tierversuch krampfauslösend. Enthält den krebserregenden Stoff 4-Methylimidazol.

Mit Unterstützung von Christopher Stark, www.gesundheitstabelle.de

11. Weitere Schadstoffe: Nitrat, Nitrit, Dioxine, PCB und Metalle

Nitrit, Nitrat

Schon 1969 wurde bekannt, dass in Lebensmitteln, besonders in Fleisch, Käse und Fisch, Nitrit (zum Beispiel E252 oder E251) vorhanden ist, das im Magen zu Nitrosaminen führen kann. Auch viele Arzneimittel bilden mit dem Nitrit aus Nahrungsmitteln Nitrosaminverbindungen, die äußerst wirksame Krebserzeuger sind.

Dioxine und die dioxinähnlichen polychlorierten Biphenyle (PCB)

Diese chlorhaltigen Substanzen sind sehr giftig und krebserregend. Über 80% der Gesamtaufnahme erfolgt über Lebensmittel, wie Fleisch, Fisch, Eier oder Milch, bei denen die Höchstgrenze regelmäßig überschritten wird. Bekannt werden diese Fälle allerdings oft gar nicht. Oder erst dann, wenn es zu spät ist und die belasteten Produkte bereits auf dem Markt und verzehrt sind.

Dioxine sind farb- und geruchlose organische Verbindungen, die Kohlenstoff, Wasserstoff, Sauerstoff und Chlor enthalten. PCB sind laut Wikipedia giftige und krebsauslösende organische Chlorverbindungen, die bis in die 1980er Jahre vor allem in Transformatoren, elektrischen Kondensatoren, in Hydraulikanlagen als Hydraulikflüssigkeit, sowie als Weichmacher in Lacken, Dichtungsmassen, Isoliermitteln und Kunststoffen verwendet wurden. Dioxine wie PCB sind fettliebend und teilweise sehr langlebig. Sie reichern sich im Fettgewebe von Mensch und Tier an. Da Dioxine und PCB Fett lieben, steigt das Risiko für den Menschen, diese Stoffe zu sich zu nehmen, mit dem Fettgehalt der Nahrungsmittel. Sie bauen sich kaum ab, wenn sie einmal im Fettgewebe eingelagert sind. Bei kontinuierlicher Aufnahme der Gifte steigt der Gehalt im Körper je älter man wird und damit auch das Risiko von Krebserkrankungen.

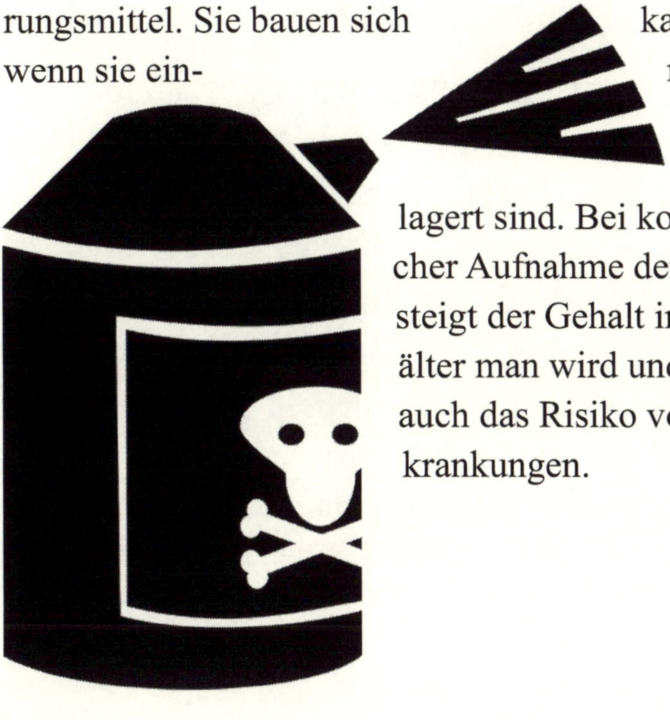

Metalle

Die gefährlichsten krebserregenden **Schwermetalle**, die in Lebensmitteln stecken können, sind Blei, Cadmium und Quecksilber.

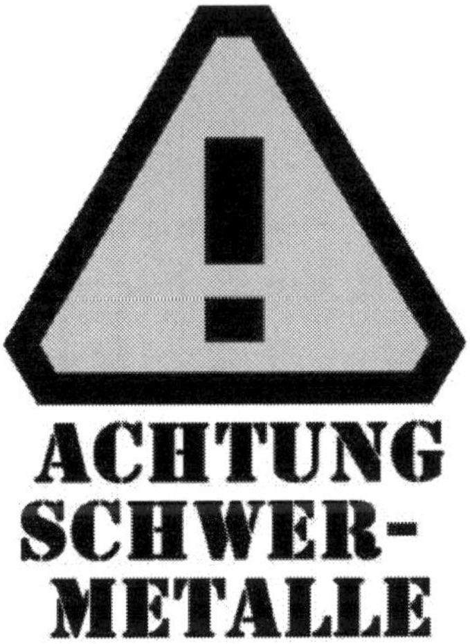

Blei wird in Knochen und Zähnen angereichert und schädigt vor allem das Nervensystem und das blutbildende System. Im Tierversuch hat Blei zudem Krebs verursacht.

Cadmium wird bevorzugt in den Nieren, aber auch in anderen Organen wie Leber oder Schilddrüse, sowie in den Knochen gespeichert. Vor allem in der Nähe vielbefahrener Straßen und Industriebetrieben wird die Konzentration und Aufnahme an Cadmium sehr bedeutend. Cadmium verursacht vor allem Lungenkrebs.

Quecksilber wird hauptsächlich durch den Verzehr von Fischen und Meerestieren aufgenommen, und zwar meist in Form organischer Quecksilberverbindungen. Quecksilberverbindungen haben in Tierversuchen eine krebserregende Wirkung gezeigt.

Arsen wurde früher z. B. in Farben und Pestiziden verwendet. Heute wird es am Arbeitsplatz gefunden. Arsen kann Lungen- und, seltener, Hautkrebs verursachen und evtl. auch andere Tumore, z. B. der Blase.

Chrom, Nickel und Cobalt können auch in Lebensmitteln vorkommen und krebserregend sein.

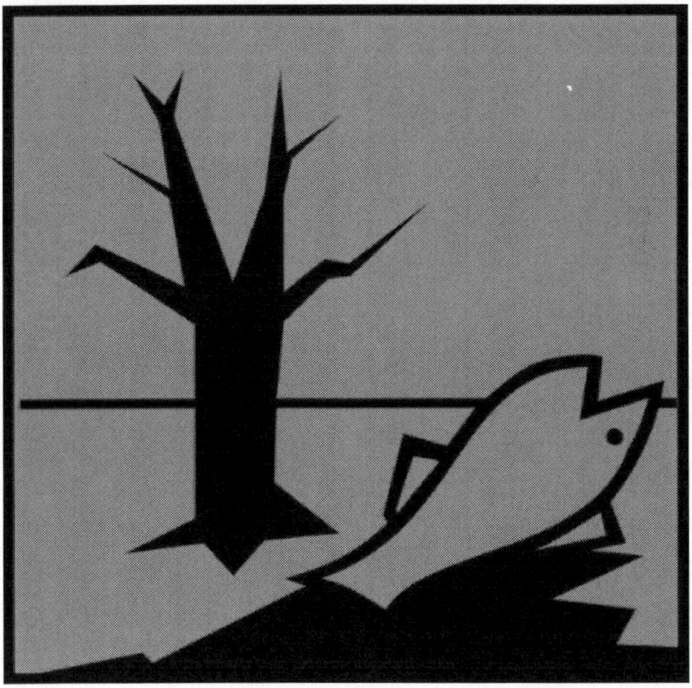

12. Liste der häufigsten, durch schlechte Ernährung bedingten Krankheiten

Zwei Drittel aller Krankheiten in den westlichen Ländern stehen in Zusammenhang mit schlechter Ernährung und einem ungesunden Lebensstil, vermuten Wissenschaftler.

Ernährungsbedingte Krankheiten kommen in folgenden Krankheitsgruppen vor:

- ☹ Allergien
- ☹ Atemwege & Lunge
- ☹ Augenkrankheiten
- ☹ Autoimmunerkrankungen
- ☹ Bewegungsapparat, wie Osteoporose
- ☹ Blutkrankheiten
- ☹ Erbkrankheiten
- ☹ Erektionsstörungen
- ☹ Erkältung und Grippe

- ☹ Geschlechtskrankheiten
- ☹ Hautkrankheiten
- ☹ Herzkrankheiten
- ☹ HNO-Beschwerden
- ☹ Infektionskrankheiten
- ☹ Krebserkrankungen
- ☹ Kreislauferkrankungen, wie Bluthochdruck & Arteriosklerose
- ☹ Leber- & Gallenblasenerkrankungen
- ☹ Magen- & Darmerkrankungen
- ☹ Neurologische Leiden
- ☹ Psychische Leiden
- ☹ Rheumatische Beschwerden
- ☹ Rückenbeschwerden
- ☹ Schlafstörungen
- ☹ Stoffwechselkrankheiten wie Diabetes
- ☹ Sucht
- ☹ Zahnbeschwerden

13. Übergewicht: Krankheiten, die von Übergewicht verursacht oder verstärkt werden

Übergewicht ist nicht nur ein optisches Problem. Übergewicht gefährdet auch die Gesundheit. Übergewicht fördert das Entstehen von vielen Krankheiten und ist die Quelle von sehr vielen Krankheiten wie:

☹ Diabetes mellitus Typ 2

☹ Gallenblasenerkrankungen

☹ Bluthochdruck

☹ Essstörungen

☹ Fettstoffwechselstörungen

☹ Rückenschmerzen

☹ Arthrose

☹ Atemwegserkrankungen, wie Schlafapnoe

☹ Gicht

☹ Atembeschwerden

- ☹ Herzkrankheiten
- ☹ Krebserkrankungen (Gebärmutter-, Brust-, Gebärmutter-hals-, Prostata- und Gallenblasenkarzinome)
- ☹ Sexualhormonstörungen
- ☹ Thrombose und Adipositas

Übergewicht führt auch zu psychischen Störungen, wie Depressionen, die wiederum weitere Krankheiten verursachen. Nicht zu vergessen sind auch psychosoziale Auswirkungen (Ausgrenzung, Scham, geringere Anerkennung), was zur Verminderung des Selbstwertgefühls führen kann – alles Faktoren, die Krankheiten fördern.

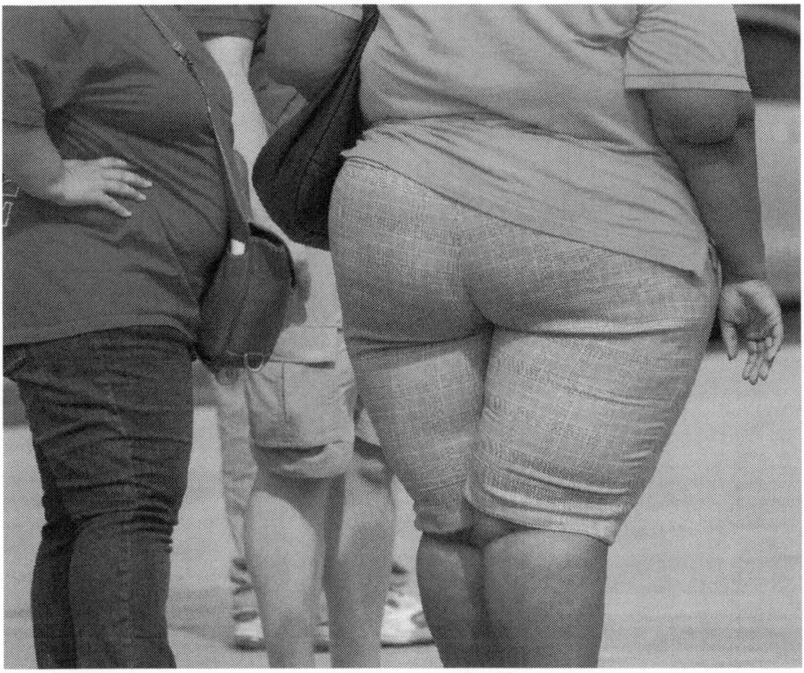

14. Welche Lebensmittel fördern welche Krankheiten?

Ich werde mich hier auf einige Krankheiten beschränken, an denen die Menschen am häufigsten leiden. Interessant ist es, festzustellen, dass bestimmte Lebensmittel immer wieder auftauchen und damit beweisen, wie viele Krankheiten tatsächlich mit einer speziellen falschen Art sich zu ernähren zusammenhängen.

14.1 Welche Lebensmittel fördern Erkältung und Schnupfen?

- ☹ Überwiegend säuerliche und wenig basische Lebensmittel: Bakterien lieben ein saures Zahn-Milieu
- ☹ Milch und Milchprodukte: fördern die Schleimbildung sehr. Bei einigen meiner Kunden hat der Verzicht bzw. die starke Reduzierung des Milchkonsums sehr positiv gewirkt. Selbst wenn sie wieder

einmal erkältet sind, ist es nach ca. drei Tagen vorbei

- ☹ Kohlensäurehaltige Getränke aller Art, Limonaden, Softdrinks, gesüßte Getränke, gekaufter Orangensaft: verstärken die Halsschmerzen wegen den enthaltenden Säuren
- ☹ Alkohol und Zigaretten: schwächen die Abwehrkraft und gelten als Immunkiller
- ☹ Kaffee
- ☹ Schlechte Fette und Öle: schwächen das Immunsystem
- ☹ Fast Food, Kekse, Pommes, Chips, Süßigkeiten, Fertiggerichte, Backwaren, Ketchup, Wurst: enthalten zu viel Schadstoffe und fördern die Bildung von freien Radikalen
- ☹ Weißmehl, Zucker und gesüßte Mahlzeiten: Sie stören das Gleichgewicht der Darmflora und lassen freie Radikale die Oberhand gewinnen, dazu versauern sie den Körper, was optimale Bedingungen für Bakterien und Viren schafft

14.2 Welche Lebensmittel fördern Bluthochdruck?

☹ Säuerliche Lebensmittel

☹ Sehr viele Milchprodukte, Vollmilch und Vollmilchprodukte wie Sahne, Sahnequark, Crème fraîche, fettreiche Käsesorten (> 30% Fettgehalt), Joghurt, gesalzene Quarkzubereitungen, normal gesalzene Käse, Schmelzkäse, Butter, Milchgetränke usw.

☹ Alkohol: Bier, Wein, Likör und viel mehr. Wenn man regelmäßig Alkohol konsumiert, kann sich auf Dauer der Blutdruck erhöhen. Der Alkohol bewirkt, dass blutdrucksteigernde Stresshormone und Botenstoffe freigesetzt werden

☹ Fettes Essen, gesättigte Fette (Transfette), kalorienreiches Essen, Fertiggerichte, Fast Food, Tiefkühlessen, schlechtes Öl, regelmäßig Mayonnaise und Salatdressing, tierisches Fett, Wurst, Geräuchertes, Gepökeltes, Innereien, Schnitzel, Leberkäse, Pizza, paniertes Essen, Fischkonserven usw.

☹ Cholesterinreiche Nahrungsmittel

☹ Kohlensäurehaltige Getränke aller Art, wie Cola, auch Wasser (Weichmacher), Limonaden, Softdrinks, gesüßte Getränke

☹ Orangensaft oder Apfelsaft enthalten viel Fruchtzucker

- ☹ Weizen und raffinierte Zucker, Laugen-, Salz-, und Käsegebäck, Lakritze (aber hier sind die Meinungen unterschiedlich), Schokolade, Eis, Kuchen, Eierteigwaren
- ☹ Viel Salz; salzreiche Speisen sind u.a. Pommes, Würste, Fertig- und Tiefkühlkost, gesalzene Margarine und Butter
- ☹ Geschälter/polierter Reis
- ☹ Wenig Gemüse oder kaum Obst
- ☹ Auf Gewürze verzichten
- ☹ Gesalzene Nüsse und Nuss Cremes, Nuss-Aufstriche mit gehärteten Fetten, gesalzene Brotaufstriche
- ☹ Fettreiche Salatdressings
- ☹ Kaffee, Latte Macchiato, Cappuccino, Kaffeesahne

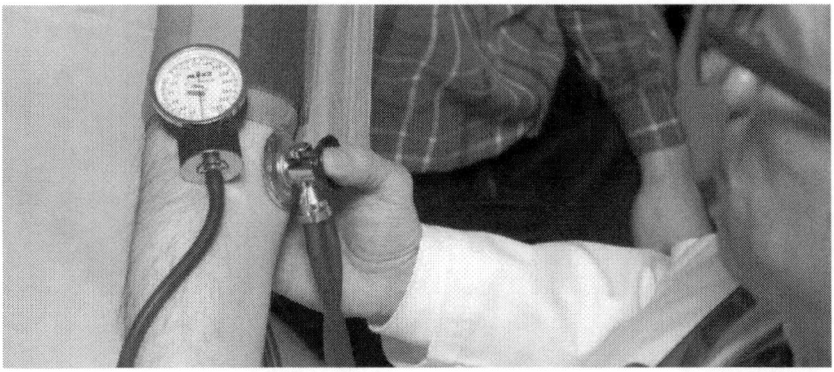

14.3 Welche Lebensmittel fördern das Übergewicht?

Siehe Bluthochdruck.

14.4 Welche Lebensmittel fördern Fettstoffwechselstörungen?

Siehe Bluthochdruck.

14.5 Welche Lebensmittel fördern Diabetes?

☹ Säuerliche Lebensmittel

☹ Sehr viele Milchprodukte, Vollmilch und Vollmilchprodukte wie Sahne, Sahnequark, Crème fraîche, Fettreiche Käsesorten, Joghurt, gesalzene Quarkzubereitungen, normal gesalzene Käse, Schmelzkäse, Butter, Milchgetränke usw., sie sind sehr reich an Cholesterin

☹ Fettes Essen, gesättigte Fette (Transfette), kalorienreiches Essen, Fertiggerichte, Fast Food, Tiefkühlessen, schlechtes Öl, regelmäßig Mayonnaise und

Salatdressing, tierisches Fett, Leberkäse, Pizza, paniertes Essen, Fischkonserven usw.

☹ Viel Fleisch, Wurst, Geräuchertes, Gepökeltes, Innereien, Schnitzel, Leberkäse, Rohwurst, wie Tee- oder Mettwurst, gebratenes Fleisch, Tofu, Fisch, Fischkonserven, sie sind sehr reich an Cholesterin

☹ Fertiggerichte

☹ Zucker und Süßigkeiten

☹ Mehrere Portionen Obst am Tag

☹ Jede Menge Trockenobst, Obstkonserven in Zuckersirup, Apfelmus mit Zuckerzusatz

☹ Viel Alkohol

☹ Gesüßte Getränke, Fruchtgetränke, gesüßte Säfte oder Soda wie Cola und Limo, Tee und Kaffee mit Zucker, Energy Drinks, Cocktails, der Zucker aus Getränken geht sofort ins Blut über

☹ Latte Macchiato, Cappuccino

☹ Weizen: Weißmehl, Kuchen, Eierteigwaren, Brot

☹ Jede Menge weißer Reis

☹ Sauerkraut (wegen Natrium)

14.6 Welche Lebensmittel fördern Karies und Zahnschmerzen?

Saures ist ebenso schädlich für die Zähne wie Süßes. Kariesbakterien lieben Süßes, Saures greift den schützenden Zahnschmelz direkt an, was die Erosion der Zahnsubstanz zur Folge hat. Das erleichtert es wiederum den Bakterien, den Zahn anzugreifen.

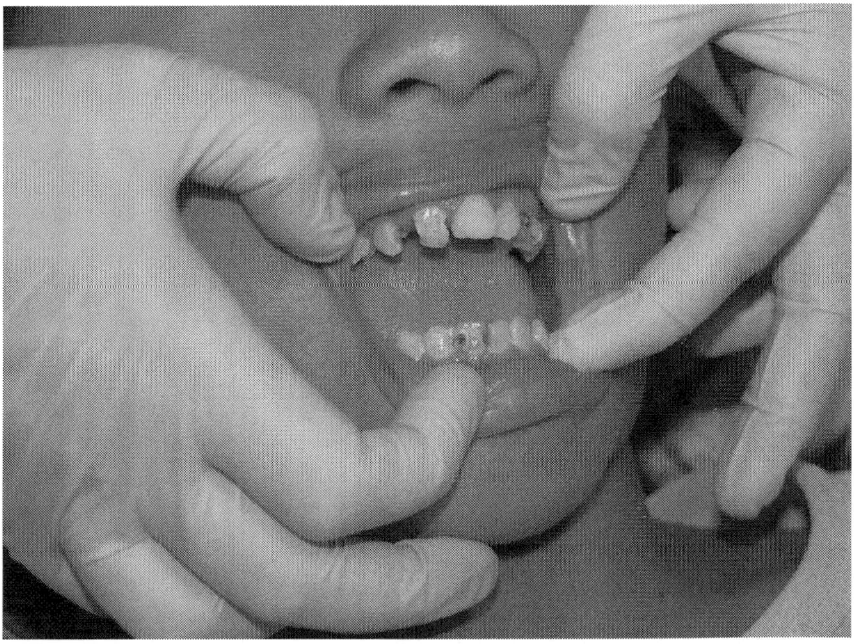

- ☹ Säuerliche Lebensmittel
- ☹ Zucker und Süßigkeiten, Kaugummi, süße Kekse, Eis, Cocktails, usw.

- ☹ Honig, da er viel schädlicher ist als Zucker
- ☹ Salziges Gebäck
- ☹ Gesüßte Getränke, Fruchtgetränke, gesüßte Säfte oder Soda wie Cola und Limo, Tee und Kaffee mit Zucker, Energy-Drinks
- ☹ Viel und regelmäßig Saftschorlen. Sie sind für die Zähne nicht gut, denn sie wirken gleichermaßen mit Fruchtzucker und Fruchtsäure auf die Zähne ein
- ☹ Smoothies, Frucht- und Gemüsesäfte
- ☹ Sehr viel Spinat, Mangold und Rhabarber, wegen der Oxalsäure, die sich mit Kalzium verbindet und so den Zähnen diesen wichtigen Mineralstoff entzieht. Dadurch wird die Erosion der Zähne beschleunigt
- ☹ Viele säurehaltige Lebensmittel, sehr viel Obst und Zitrusfrüchte, Kiwis und Ananas
- ☹ Essighaltige Salatsaucen
- ☹ Latte Macchiato, Cappuccino
- ☹ Fertiggerichte, Fast Food, Chips usw.
- ☹ Wein, besonders Weißwein hat einen hohen Gehalt an Säure

14.7 Welche Lebensmittel fördern Erektionsstörungen?

Viele Männer, die ich betreue, haben sehr schnell nachdem sie auf Milch- und Weizenprodukte und kohlensäurehaltige Getränke verzichtet haben, ihre Erektionsstörungen beseitigt. Genauso fanden Frauen wieder ihre Lust und waren weniger und nicht mehr zu schnell trocken.

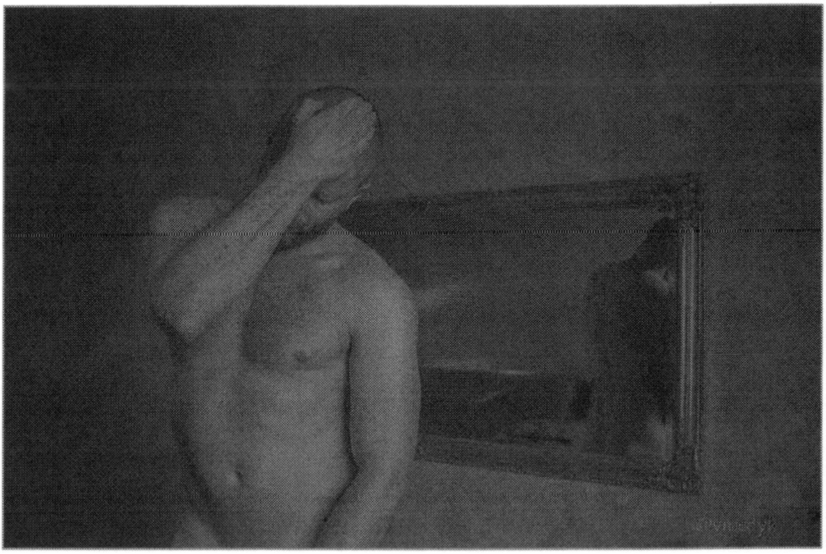

Diese Lebensmittel töten langfristig die Erektion und die Lust:

☹ Überwiegend säuerliche und wenige basische Lebensmittel

- ☹ Sehr viele Milchprodukte, Vollmilch und Vollmilchprodukte wie Sahne, Sahnequark, Crème fraîche, fettreiche Käsesorten (> 30% Fettgehalt), Joghurt, gesalzene Quarkzubereitungen, normal gesalzene Käse, Schmelzkäse, Butter, Milchgetränke usw., sie sind sehr reich an Cholesterin
- ☹ Fettes Essen, Fertiggerichte, gesättigte Fette, kalorienreiches Essen, Fast Food, Tiefkühlessen, schlechtes Öl, regelmäßiger Konsum von Mayonnaise und Salatdressing, tierisches Fett, Pizza, paniertes Essen, usw.
- ☹ Viel Fleisch, Wurst, Leberkäse, Geräuchertes, Gepökeltes, Innereien, Schnitzel, Gebratenes Fleisch, Tofu, Fisch, Fischkonserven
- ☹ Kohlensäurehaltige Getränke aller Art, wie Cola und Wasser, besonders in Plastikflaschen (Weichmacher), Limonaden, Softdrinks, gesüßte Getränke, Fruchtgetränke
- ☹ Viel Kaffee und Alkohol
- ☹ Drogen
- ☹ Sehr viel Zucker, Süßigkeiten und Weißmehlprodukte

14.8 Welche Lebensmittel fördern Migräne?

Millionen von Menschen sind betroffen. Ob afrikanisch oder westlich, alle Experten sind sich einig, dass neben Veranlagung und Lebensstil auch das richtige und falsche Essen bei Migräne eine große Rolle spielt. Menschen in Europa sind stärker betroffen als Menschen in Afrika.

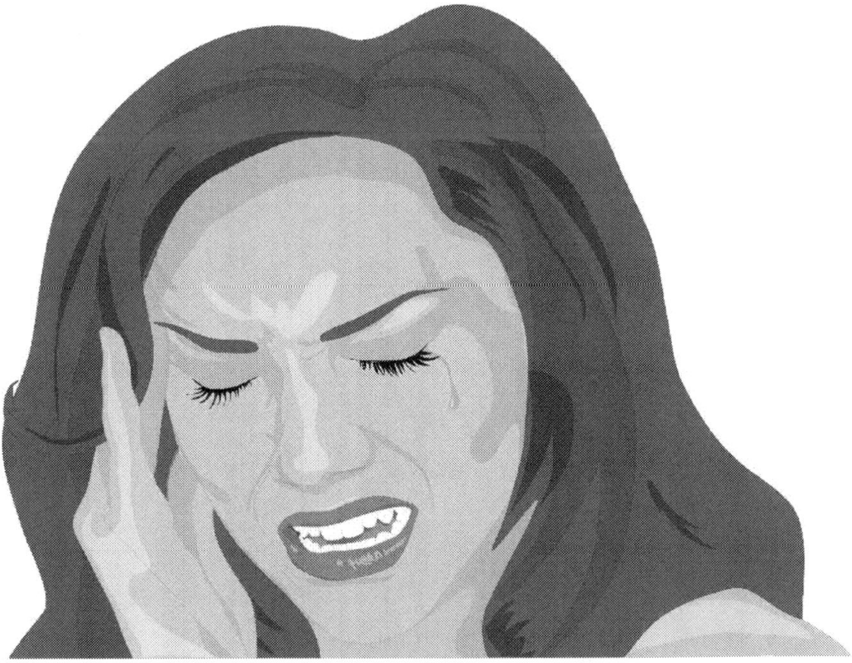

Ich habe bei meiner Studie zu meinem Krebsbuch festgestellt, dass viele Menschen, die Migräne haben, viele

Milchprodukte und besonders Käse essen, mit sehr wenig Fett kochen und kaum Fleisch essen.

Es wird vermutet, dass die häufigsten Auslöser histaminhaltige Lebensmittel sind.

Hier eine Liste von Lebensmitteln, die Migräne auslösen:

☹ Säuerliche Lebensmittel

☹ Sehr viele Milchprodukte, Vollmilch und Vollmilchprodukte wie Sahne, Sahnequark, Crème fraîche, fettreiche Käsesorten (> 30% Fettgehalt), Joghurt, gesalzene Quarkzubereitungen, normal gesalzene Käse, Schmelzkäse, Butter, Milchgetränke usw.

☹ Kaffee, Koffein, Latte Macchiato, Cappuccino: Kaffee senkt den Serotoninspiegel im Gehirn

☹ Alkohol: Bier, Wein, Likör und vieles mehr. Wenn man regelmäßig Alkohol konsumiert, kann das auf Dauer den Blutdruck erhöhen. Der Alkohol bewirkt, dass blutdrucksteigernde Stresshormone und Botenstoffe freigesetzt werden

☹ Übermäßiger Konsum von Tee. Man kann feststellen, dass Menschen, die oft an Migräne leiden, viel Tee in verschiedenen Zusammensetzungen trinken

- ☹ Übermäßiger Verzehr von Zucker und Süßigkeiten, Schokoladen usw. Der Stoffwechsel von Migränepatienten reagiert auf ein deutliches Absinken des Blutzuckerspiegels mit Kopfschmerzen und Heißhungerattacken auf Süßes
- ☹ Eiweiße: Das blutdrucksteigernde Eiweiß Tyramin und Phenylethylamin kommen zum Beispiel in Käse, Schokoladen und Rotwein vor. Tyramin regt unter anderem die Ausschüttung des Botenstoffes Nordadrenalin an, dieser wirkt stark gefäßverengend
- ☹ Süßigkeiten: Heißhunger auf Süßigkeiten ist ein Anzeichen einer bevorstehenden Migräneattacke
- ☹ Verarbeitete Nahrungsmittel, chemisch-synthetische Lebensmittel, die viele Zusatzstoffe (Farb- und Konservierungsstoffe, Glutamat, etc.) enthalten: Fertiggerichte, Fast Food, Chips
- ☹ Zu wenig Fett oder zu viele falsche Fette und Transfette. Zu viel Fett verhindert die Bildung von Serotonin, dem körpereigenen Glückshormon
- ☹ Unterzuckerung: Häufig beginnen Migräne-Anfälle, wenn man zu wenig gegessen hat
- ☹ Zitrusfrüchte

14.9 Welche Lebensmittel fördern Alzheimer?

„Man kann Nahrungsmittel essen, die dazu führen, dass die Hirnfunktion leidet. Insofern kann man sich schon dumm essen", sagt der Ernährungsexperte Hans-Ulrich Grimm.

Tatsächlich kann man durch den Verzehr bestimmter Nahrungsmittel das Gehirn massiv schädigen und sich auf Dauer wirklich dumm essen. Aber erwarten wir nicht, dass die Lebensmittelindustrie diesen Alarm weitergibt – aus gutem Grund!

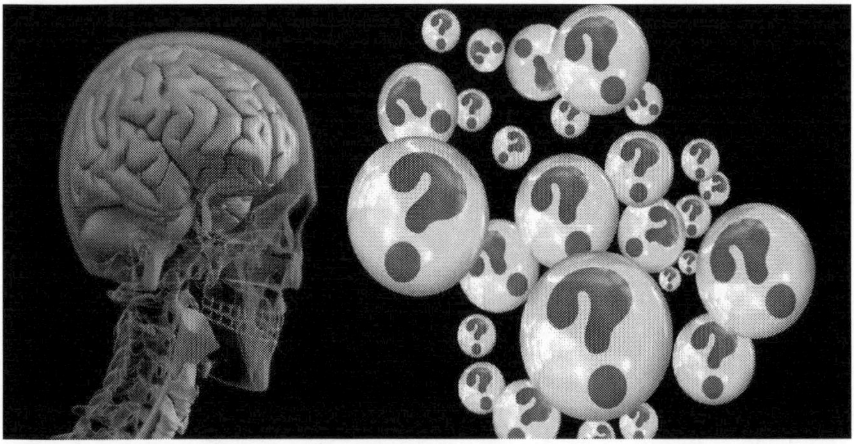

Folgende Lebensmittel und Stoffe fördern Alzheimer:

☹ Transfette

☹ Verarbeitete Nahrungsmittel, chemisch-synthetische Lebensmittel, die viele Zusatzstoffe (Farb- und

Konservierungsstoffe, Glutamat, etc.) enthalten: Fertiggerichte, Fast Food, Chips

- ☹ Zucker und zuckerhaltige Nahrungsmittel
- ☹ Süßstoffe, wie Süßstoff Aspartam
- ☹ Aluminium im Trinkwasser oder als Verpackungen für Lebensmittel (Alufolie); Aluminium schadet dem Gehirn und erhöht somit das Alzheimer-Risiko
- ☹ Aluminiumhaltige Lebensmittel
- ☹ Zitronensäure: Sie ist in zahlreichen Lebensmitteln vorhanden und kann die Aufnahme von Aluminium im Gehirn fördern.
- ☹ Fettes Essen, Fertiggerichte, gesättigte Fette, kalorienreiches Essen, Fast Food, Tiefkühlessen, schlechtes Öl, regelmäßiger Konsum von Mayonnaise und Salatdressing, tierisches Fett, Wurst, Geräuchertes, Gepökeltes, Innereien, Schnitzel, Leberkäse, Pizza, paniertes Essen
- ☹ Kohlensäurehaltige Getränke aller At, wie Cola, Limonaden, Softdrinks, gesüßte Getränke, Fruchtgetränke, aber auch Wasser, sie enthalten nicht nur viele Zusatzstoffe, sondern auch Weichmacher aus dem Plastik

14.10 Welche Lebensmittel fördern Herzkrankheiten?

☹ Säuerliche Lebensmittel

☹ Sehr viele Milchprodukte, Vollmilch und Vollmilchprodukte wie Sahne, Sahnequark, Crème fraîche, Fettreiche Käsesorten (> 30% Fettgehalt), Joghurt, gesalzene Quarkzubereitungen, normal gesalzene Käse, Schmelzkäse, Butter, Milchgetränke usw.

☹ Kaffee, Kaffeesahne

☹ Alkohol: Bier, Wein, Likör. Wer regelmäßig Alkohol trinkt, treibt damit seinen Blutdruck in die Höhe, was das Herz- Kreislaufsystem belastet. Alkoholische Getränke sind stark kalorienhaltig, was zu Übergewicht führt und damit einen weiteren Risikofaktor bedeutet

☹ Fettes und kalorienreiches Essen, gesättigte Fette (Transfette), Fertiggerichte und Fast Food, Tiefkühlessen, schlechtes Öl, regelmäßiger Konsum von Mayonnaise und Salatdressing, tierisches Fett, Wurst, Geräuchertes, Gepökeltes, Innereien, Schnitzel, Leberkäse, Pizza, paniertes Essen, Salzstangen, Fischkonserven usw.

- ☹ Zu viel Salz. Salz gilt als blutdrucksteigernd. Dauerhaft erhöhter Blutdruck kann das Herz schwächen und krank machen
- ☹ Übermäßiger Verzehr von tierischen Fetten: Fleisch, Wurst, Wurstwaren und andere verarbeitete Fleischprodukte werden häufig erhöhte Menge an Eisen, Salz und Nitriten zugesetzt, um die Haltbarkeit der Lebensmittel zu steigern
- ☹ Cholesterinreiche Lebensmittel: Wenn sich Cholesterin in den Blutgefäßen ablagert, werden die Arterien eingeengt und der Blutfluss behindert. Dies kann zu Sauerstoffmangel oder der Bildung von Blutgerinnseln führen
- ☹ Kohlensäurehaltige Getränke aller Art, wie Cola, Limonaden, Softdrinks, gesüßte Getränke, aber auch Wasser (Weichmacher)
- ☹ Übermäßiger Konsum von Kaffee und anderen koffeinhaltigen Getränken (nicht alle Studien sind mit dieser These einverstanden, wie immer!)
- ☹ Übermäßiger Konsum von schwarzem und grünem Tee (auch dies nicht unbestritten)
- ☹ Tabak lässt das Herz schneller schlagen und verengt und beschädigt gleichzeitig die Gefäße.
- ☹ Übermäßiger Verzehr von Mehlprodukten

- ☹ Übermäßiger Verzehr von Zucker und Süßigkeiten. Zu viel Zucker trägt zu Übergewicht bei, das wiederum ein Risikofaktor für Herz-Kreislauf-Erkrankungen ist
- ☹ Fertiggerichte mit ihren zahlreichen Konservierungsstoffen, Farbstoffen und anderen Zusatzsoffen
- ☹ Gehärtetes Fett (Transfette), gesättigte Fette
- ☹ Übermäßiger Konsum von Sushi, besonders bei schwangeren Frauen. In Sushi findet sich der Giftstoff Methylquecksilber. Am stärksten belastet ist Thunfisch. Dieser Giftstoff reduziert nicht nur die positive Wirkung von Omega-3-Fettsäuren, er schwächt auch die geistige Leistungsfähigkeit und verursacht Herz-Kreislauf-Krankheiten

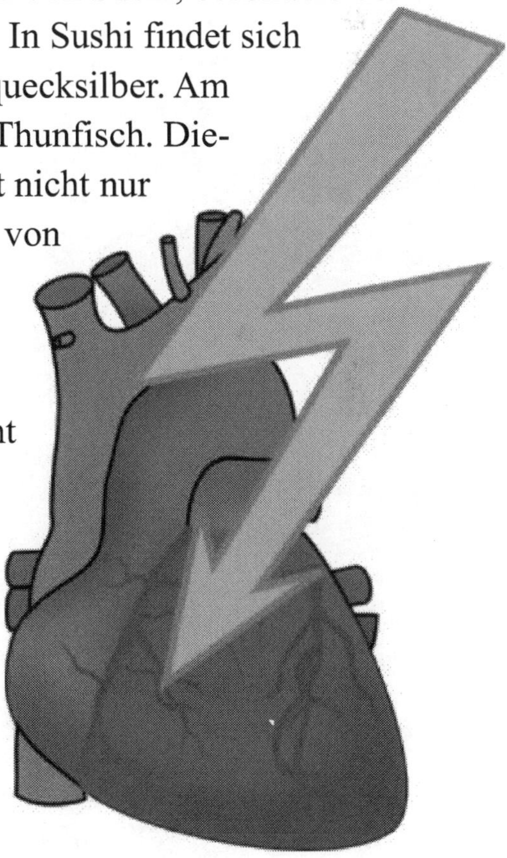

14.11 Welche Lebensmittel fördern Asthma?

Die typischen westlichen Ernährungsgewohnheiten erhöhen das Asthmarisiko. Besonders Asthma bei Kindern hängt stark von der Ernährung der werdenden Mutter ab.

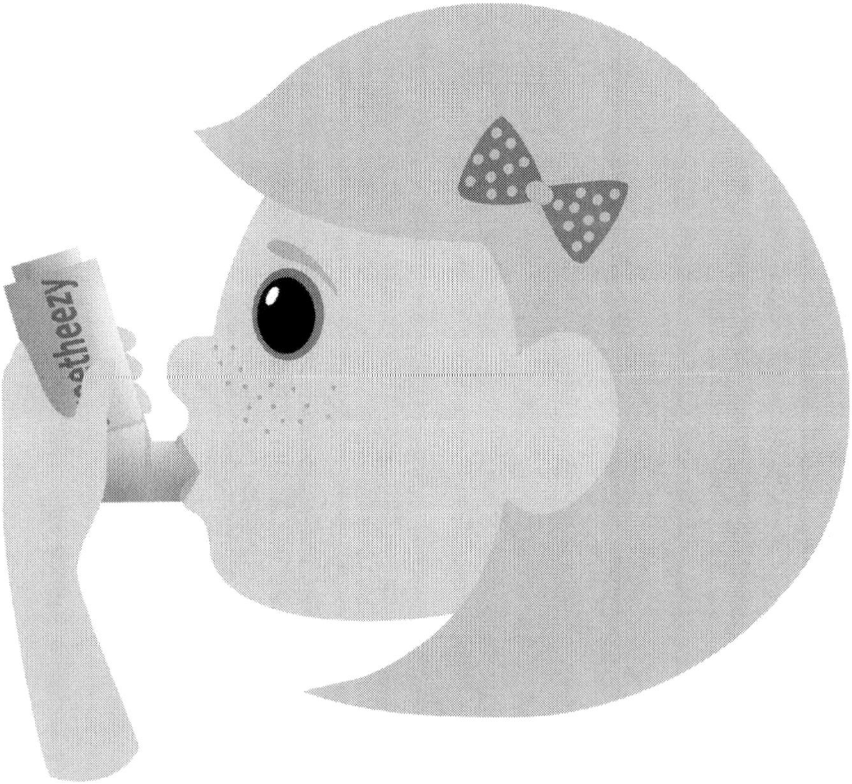

☹ Fettes Essen, Fertiggerichte, gesättigte Fette, kalorienreiches Essen, Fast Food, Tiefkühlessen, schlechtes Öl, regelmäßiger Konsum von Mayonnaise und Salatdressing, tierisches Fett, Wurst, Geräuchertes, Gepökeltes, Innereien, Schnitzel, Leberkäse, Pizza, paniertes Essen, Fischkonserven usw.

- ☹ Popcorn
- ☹ Milchprodukte
- ☹ Mehl und glutenhaltige Getreideprodukte
- ☹ Zucker
- ☹ Überwiegend säuerliche und wenige basische Lebensmittel
- ☹ Soja-Produkte
- ☹ Erdnüsse
- ☹ Weichmacher in Mineralwasser und aus den Verpackungen von Lebensmitteln
- ☹ Verarbeitete Nahrungsmittel aller Art
- ☹ Tabak
- ☹ Nahrung reich an Zusatzstoffen

14.12 Welche Lebensmittel fördern Krebs?

Ein Drittel aller Krebserkrankungen entsteht durch falsche Ernährung.

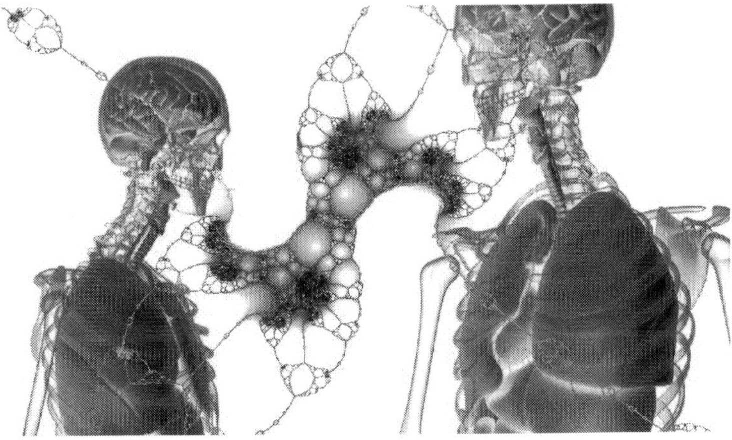

Meiner Meinung nach sind neben den bekannten schlechten Lebensmitteln, wie Hot Dogs, Pommes, Chips und Co., Milchprodukte die Lebensmittel, die Krebs am stärksten fördern. In einer Umfrage, die ich vor einem Jahr, als ich das Buch über Krebs schrieb, durchgeführt habe, habe ich festgestellt, dass 80% der Menschen, die an Krebs litten, einen enormen Konsum von Milchprodukten und besonders Käse aufwiesen. Zufall? Ich glaube ehrlich gesagt, nein, denn auch alle Menschen in meinem Bekanntschaftskreis, die an Krebs litten, aßen viel Käse. Ich gehe davon aus, dass es einen Zusammenhang gibt, aber da Milchprodukte fast 100%

Bestandteil der Industrieernährung ist, werden sich die Studien ständig widersprechen. Wir verstehen warum.

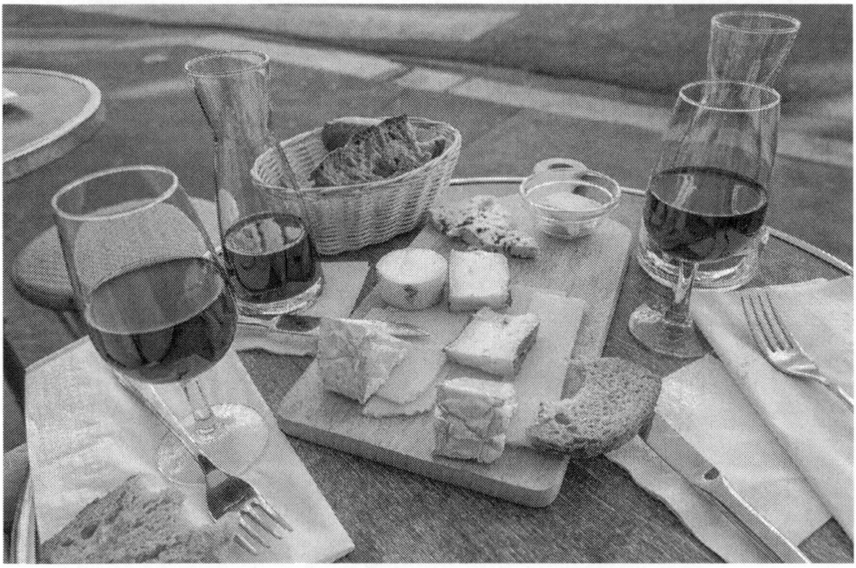

Hier eine kleine Liste von Lebensmitteln, die krebserregend sind:

☹ Säuerliche Lebensmittel

☹ Sehr viele Milchprodukte, Vollmilch und Vollmilchprodukte wie Sahne, Sahnequark, Crème fraîche, Fettreiche Käsesorten (> 30% Fettgehalt), Joghurt, gesalzene Quarkzubereitungen, normal gesalzene Käse, Schmelzkäse, Butter, Milchgetränke usw.

- ☹ Alkohol: Bier, Wein, Likör und vieles mehr. Wenn man regelmäßig Alkohol konsumiert, kann sich auf Dauer der Blutdruck erhöhen. Der Alkohol bewirkt, dass blutdrucksteigernde Stresshormone und Botenstoffe freigesetzt werden
- ☹ Fettes und kalorienreiches Essen, gesättigte Fette (Transfette), Fertiggerichte und Fast Food, Tiefkühlessen, schlechtes Öl, regelmäßiger Konsum von Mayonnaise und Salatdressing, tierisches Fett, Wurst , Geräuchertes, Gepökeltes, Innereien, Schnitzel, Leberkäse, Pizza, paniertes Essen, Fischkonserven usw.

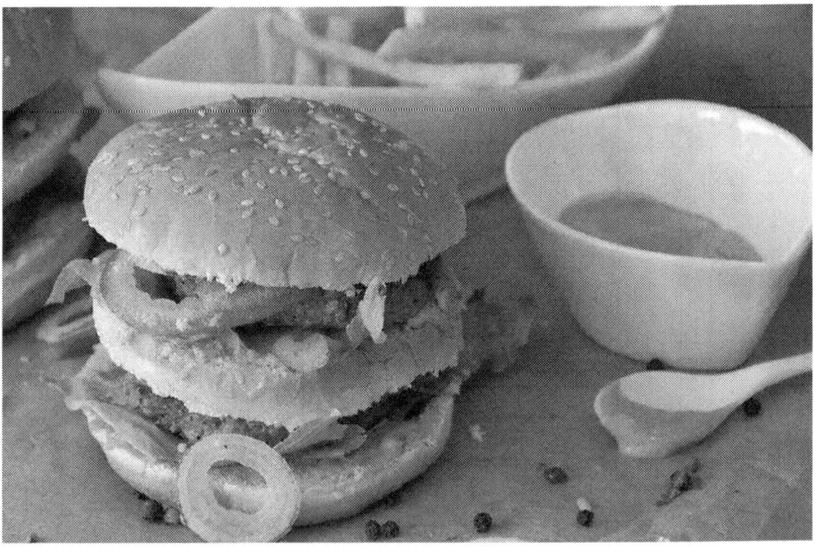

- ☹ Pommes, Chips, Donuts und andere frittierte Getreideprodukte: Sie bilden Substanzen wie Acrylamid oder Glycidamid, die krebserregend sind
- ☹ Fisch und Meeresfrüchte: In ihnen lassen sich oft Spuren von Arsen nachweisen. Eine zu hohe Dosis des Gifts im Körper kann Hautkrebs und Leberkrebs auslösen
- ☹ Rohe Champignons. Sie enthalten oft Agaritin, ein Stoff, der sich bei Tierversuchen als krebserregend erwiesen hat
- ☹ Mikrowellen-Popcorn
- ☹ Manche Sorten von schwarzem Tee, wegen bedenklicher Schadstoffmengen
- ☹ Gepökelte Fleischprodukte: Sie enthalten fast immer Natrium und Nitrate, die bei der Erhitzung (zum Beispiel auf Pizza) in Nitrosamine umgewandelt werden. Stark krebserregend
- ☹ Hot Dogs, wegen Nitraten. Nitrate sind ungefährlich, aber in Zusammenarbeit mit dem Eiweiß (Aminen) aus dem Fleisch bilden sie Nitrosamine
- ☹ Cholesterinreiche Nahrungsmittel
- ☹ Kohlensäurehaltige Getränke und Erfrischungsgetränke aller Art, wie Cola, Limonaden, Softdrinks,

gesüßte Getränke, aber auch Wasser (Weichmacher). Sie enthalten die giftige Substanz Benzol, die entsteht, wenn Getränke neben Benzoesäure auch Ascorbinsäure beziehungsweise Vitamin C enthalten. Benzol ist krebserregend

☹ Übermäßiger Verzehr von Mehlprodukten

☹ Übermäßiger Verzehr von Zucker und Süßigkeiten. Sie treiben den Insulinwert sehr schnell in die Höhe und fördern das Wachstum von Krebszellen

☹ Fertiggerichte mit ihren zahlreichen Konservierungsstoffen, Farbstoffen und anderen Zusatzsoffen

☹ Gehärtetes Fett (Transfette), gesättigte Fette. Sie verändern die Struktur und Flexibilität der Zellmembranen im ganzen Körper

☹ Diät-Lebensmittel und -Getränke

☹ Ungewaschenes Obst, wie Trauben, Äpfel, Erdbeeren. Sie sind mit krebsauslösenden Pestiziden belastet

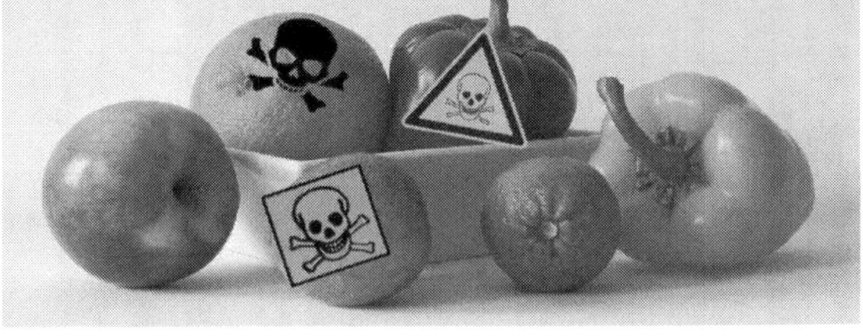

14.13 Welche Lebensmittel fördern Depressionen und psychische Krankheiten?

Der Zusammenhang zwischen Ernährung und Depressionen ist nicht nur in der traditionellen Medizin in Afrika bekannt, sondern auch wissenschaftlich belegt.

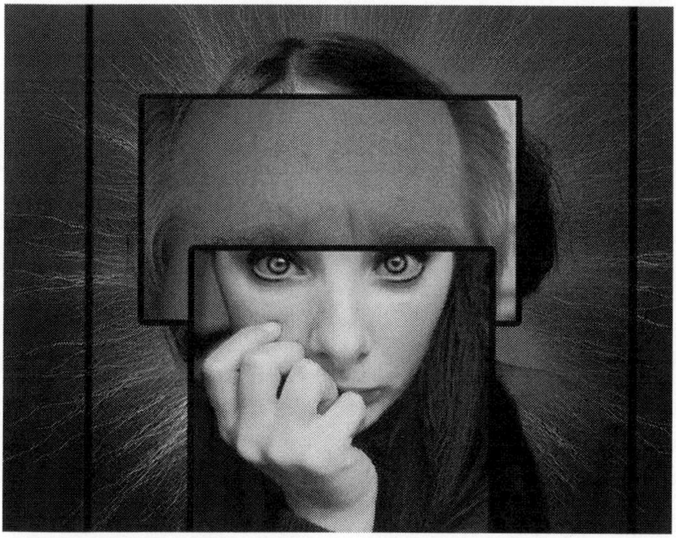

Die Ernährung kann, neben anderen Faktoren, wie Störungen in der Kindheit, traumatischen Erfahrungen, Krankheiten usw., bei der Entwicklung einer Depression eine nicht unwichtige Rolle spielen. Bei meinen Klienten hat schon eine „Umgestaltung" der Ernährung viel geholfen. Bei manchen Personen kann eine Therapie ohne Beachtung des Ernährungsstils nicht langfristig und nachhaltig zum Erfolg führen.

Folgende Lebensmittel fördern die Depression

☹ Säuerliche Lebensmittel

☹ Sehr viele Milchprodukte, Vollmilch und Vollmilchprodukte wie Sahne, Sahnequark, Crème fraîche, Fettreiche Käsesorten (> 30% Fettgehalt), Joghurt, gesalzene Quarkzubereitungen, normal gesalzene Käse, Schmelzkäse, Butter, Milchgetränke usw.

Vermeiden von natürlichen fettreichen Lebensmitteln, wie Avocados

☹ Zu wenig Fett oder zu viel falsche Fette und Transfette. Zu viel Fett verhindert die Bildung von Serotonin, dem körpereigenen Glückshormon

☹ Verarbeitete Nahrungsmittel und Fertiggerichte mit ihren zahlreichen Konservierungsstoffen, Farbstoffen und anderen Zusatzsoffen

☹ Kohlensäurehaltige Getränke aller Art, wie Cola, Limonaden, Softdrinks, gesüßte Getränke, aber auch Wasser (Weichmacher)

☹ Übermäßiger Konsum von Kaffee und anderen koffeinhaltigen Produkten (nicht alle Studien sind mit dieser These einverstanden, wie immer!)

☹ Alkohol, nicht nur in Getränken, sondern auch in Lebensmitteln

☹ Alkohol: Bier, Wein, Likör und vieles mehr. Wenn man regelmäßig Alkohol konsumiert, kann sich auf Dauer der Blutdruck erhöhen. Der Alkohol bewirkt, dass blutdrucksteigernde Stresshormone und Botenstoffe freigesetzt werden

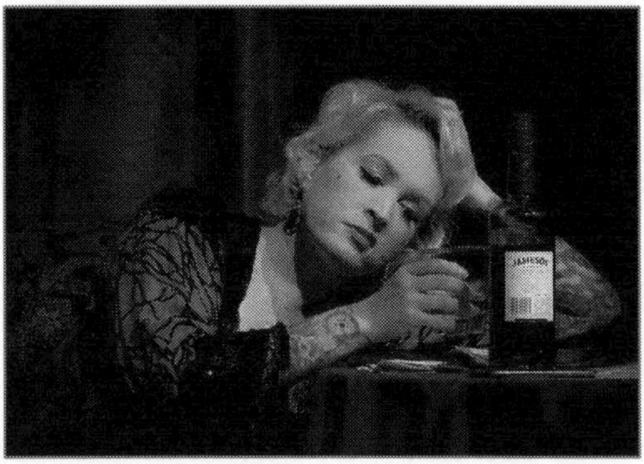

☹ Tabak

☹ Wenig Fleisch und Fisch essen

☹ Übermäßiger Verzehr von Mehlprodukten

☹ Übermäßiger Verzehr von Zucker und Süßigkeiten. Süß macht depressiv

☹ Übermäßig eiweißreiches Essen. Eiweiß bremst die Aminosäure: Die blutdrucksteigernden Eiweiße Tyramin und Phenylethylamin kommen zum Beispiel in Käse, Schokoladen und Rotwein vor. Tyramin regt unter anderem die Ausschüttung des Botenstoffes Nordadrenalin an. Dieser wirkt stark gefäßverengend

14.14 Welche Lebensmittel fördern Mundgeruch?

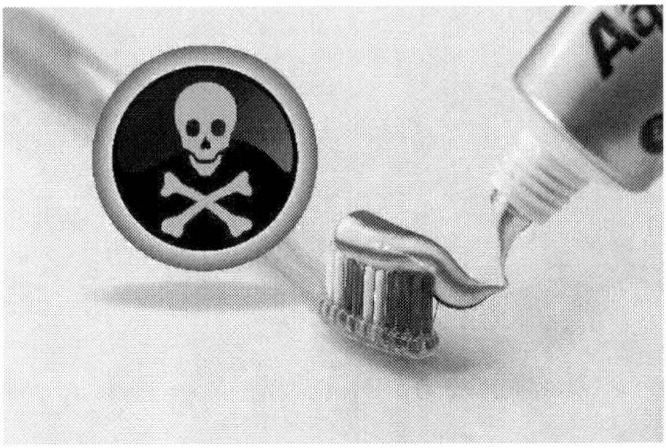

Ihr werdet merken, dass Menschen, die oft aus dem Mund riechen, ihre Zähne häufig in verschiedensten Formen putzen, aber das Schlimme ist, dass sie dabei diverse Chemikalien (in Zahnpasta oder Mundspülung) benutzen. Damit zerstören sie die Mundflora und töten die aeroben Bakterien, die auch gegen den Mundgeruch kämpfen und überlassen den Platz Fäulnisbakterien. Dies geschieht durch falsche und schlechte Ernährung und unzureichende Mundhygiene.

Hier erwähne ich (sicher zum Erstaunen vieler) nicht Zwiebeln und Knoblauch, denn sie sind im Gegenteil hilfreich, auch wenn sie zuerst stinken. Sie helfen dem Gleichgewicht der Mundflora und wenn man sie richtig zubereitet, stinken sie auch gar nicht. Ich esse jede Menge Zwiebeln und Knoblauch und wenn ich Leute danach frage, ob ich stinke, verneinen sie. Nur die Kombination von Knoblauch und Milchprodukten macht ihn zu einem Problem.

Tipps: Du willst wissen, ob du Mundgeruch hast? Reibe deinen Zeigefinger auf den hinteren Bereich der Zunge. Wenn du den Zeigefinger dann direkt unter die Nase hältst und er stinkt, dann stinkst du aus dem Mund.

Diese Lebensmittel fördern den Mundgeruch

☹ Milch und Milchprodukte

☹ Überwiegend Säuerliche und wenig basische Lebensmittel, Bakterien lieben ein saures Zahn-Milieu

☹ Alkohol

☹ Tabak

☹ Kaffee

☹ Fertiggerichte

☹ Mehl

☹ Zucker und zuckerhaltige Nahrung,

☹ Ungesundes Fleisch und Wurstprodukte

☹ gewürzte Chips

...wusstest du, dass auch Stress Mundgeruch fördert?

DIFO - DANTSE IMMUN FORTE
Life & health protect energy sauce

Die therapeutische, magische Gesundheits-Sauce aus Ingwer, Knoblauch, Zwiebel, Chili und vielem mehr. Eine Sauce, die körperliche und psychische Krankheiten heilt und magisch schmeckt. Die wunderscharfe Sauce bekämpft sehr wirksam Krankheiten und macht außerdem schlank.

Eine echte Delikatesse zu Fleisch, Fisch, Käse, Weißbrot, Reis, Nudeln etc. Regelmäßig gegessen wirst du ein dauerhaftes Ergebnis und allgemeines Wohlbefinden verspüren. Diese Sauce sollte nicht mehr auf deiner Speisekarte fehlen! Sie wird auch nie mehr fehlen, sobald du sie das erste Mal probiert hast!

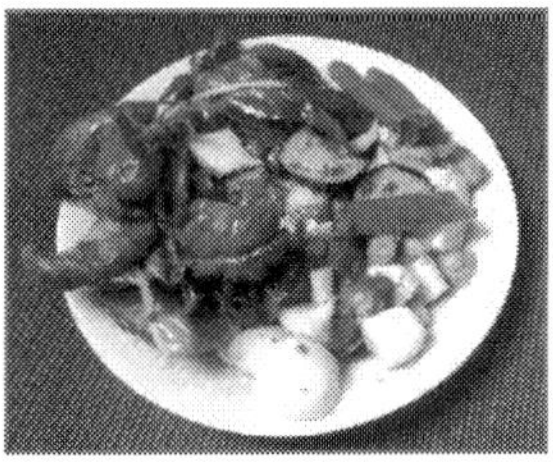

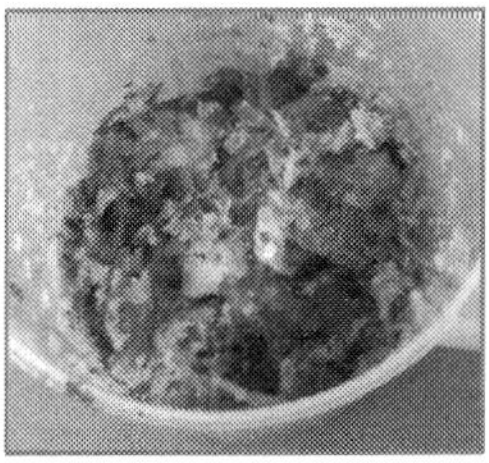

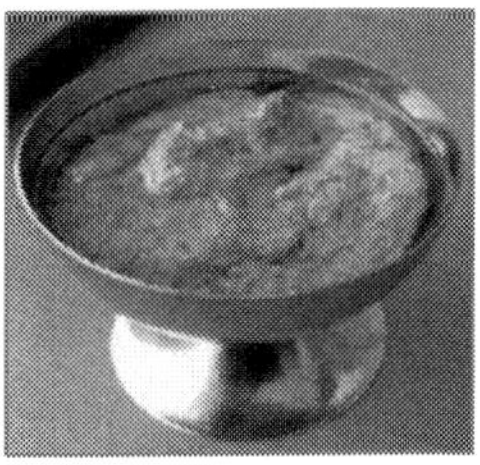

Möchtest du diese Sauce bestellen? Dann gehe auf www.mycoacher.jimdo.com! Mehr Info über DIFO – DANTSE IMMUN FORTE findest du in Dantse Dantses Buch „Nutrazeutika“ (ISBN 97839465581492).

DIFO-Immun-Formel,

trägt zur normalen Funktion des Immunsystems bei.

(enthält Vitamine A, B und C außerdem Natrium, Calcium, Kalium, Magnesium, Silizium, Schwefel, Phosphor, Iod, Eisen, Zink)

DIFO schützt deinen Körper vor Krankheitserregern und hilft dir bei sämtlichen Erkrankungen **schneller gesund zu werden**. Damit dein Immunsystem stark bleibt empfehle ich DIFO®:

- Mit der einzigartigen „Vital-Formel" aus bewährten Pflanzen
- Mit der Kraft der Natur
- Enthält wichtige Mineralien, die Zellen vor oxidativem Stress schützen
- Enthält bereits die Tagesdosis an Vitamin C, A und mehr
- Enthält wichtige Aminosäuren

DIFO, die leckere therapeutische Sauce zur optimalen Stoffwechsel-Harmonisierung

Über indayi edition

Aus einem Traum ist eine Idee entstanden und aus der Idee ist ein Verlag geworden: indayi edition, der erste FAIR Verlag!

Fair zu den Autoren
faire Literatur
für eine faire Welt

indayi edition wurde von Dantse Dantse 2015 in Darmstadt gegründet und ist somit der erste Verlag eines Migranten aus Afrika in Deutschland. Dantse kommt ursprünglich aus Kamerun und lebt seit über 25 Jahren in Deutschland, wo er auch studiert hat. Bücherschreiben ist schon lange seine Leidenschaft und mit der Zahl der veröffentlichten Bücher stieg der Wunsch nach einem eigenen Verlag, um seinem Stil und seiner unkonventionellen Art treu bleiben und unabhängig von Verlagsvorgaben und -regeln schreiben und veröffentlichen zu können.

Wir möchten unkonventionelle Literatur fördern. Alles was den Menschen helfen kann wird bei uns veröffentlicht, auch wenn es gerade kein Trendthema ist, oder sogar tabuisiert wird. Außerdem liegt uns Literatur von Menschen mit Migrationshintergrund am Herzen – ihre Erfahrungsberichte, Romane, Erzählungen, Rezepte, ihr Blick auf die Gesellschaft, auf aktuelle Fragen, auf „die Deutschen“, ihr Humor und ihre Kultur. Unser Ziel ist es, Bücher herauszugeben, die der Verständigung zwischen den Kulturen dienen und die die Menschen dazu bringen, die Welt und sich selbst besser zu verstehen. Gute, unkonventionelle Bücher, die dem Mainstream nicht entsprechen, die aber Themen haben, die der Gesellschaft helfen.

Die Bücher von indayi sind anders

…weil wir Themen nicht oberflächlich behandeln, sondern den Sachen auf den Grund gehen

…weil unsere Autoren authentisch, einfach und leserlich schreiben und auf abgehobene Fachsprache verzichten

…weil wir uns für das Fremde interessieren, und versuchen es so darzustellen, wie es wirklich ist – ungeschönt und ohne Vorurteile, damit der Leser sich fühlt, als sei er mit dabei

…weil unsere Bücher Probleme lösen und den Menschen Halt, Hoffnung und Motivation geben und ihnen außerdem ein Lächeln schenken

…weil wir Menschen mit Migrationshintergrund eine Stimme geben

…weil wir die deutsche Sprache für Integration und Frieden zwischen den Kulturen nutzen

…weil alle unsere Kinderbücher von Kindern illustriert werden und nicht von Profis – so zeigen wir, wie Kinder die Welt und die Geschichten sehen

Wir wollen denjenigen eine Stimme geben, die sonst keine haben. Die Erfahrungen, Träume, Ideen, Fantasien, Weisheiten von

Menschen mit Migrationshintergrund, ihre Einblicke in ihre Welt eröffnen uns neue, ungewohnte Sichtweisen und bereichern uns, genauso wie die Texte anderer, unkonventioneller, querdenkender Autoren.

indayi will Lustiges, Nachdenkliches, Philosophisches, Erotisches, Hilfreiches, Bewegendes, Berührendes, Wissenswertes, Spannendes, Unterhaltsames, Kontroverses, Streitbares, Erkenntnisreiches, Amüsantes, Erstaunliches veröffentlichen.

Besuche unsere Website: indayi.de

Abonniere unseren Newsletter, um immer auf dem Laufenden zu sein: https://indayi.de/newsletter/

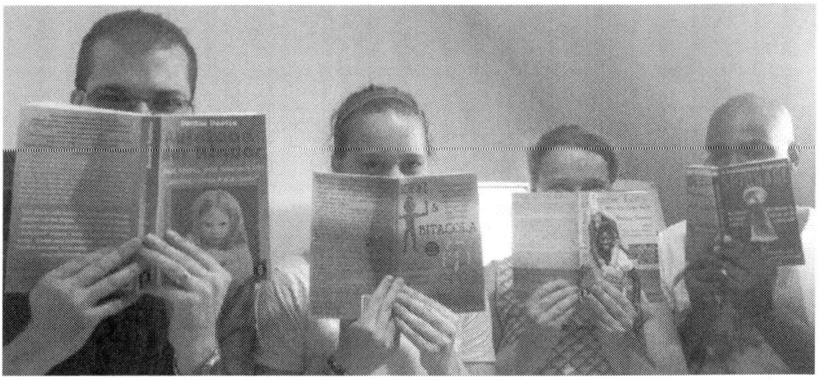

Das Team von indayi edition!

Weitere Bücher von indayi edition (Auszug)

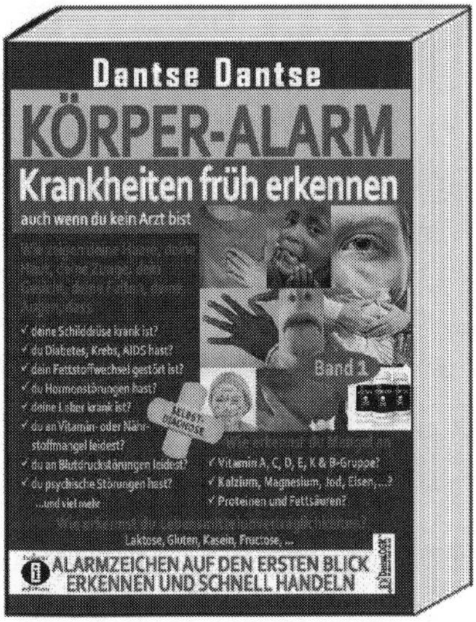

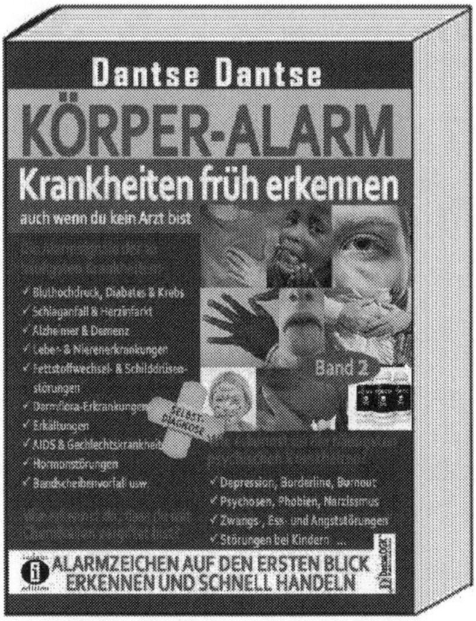

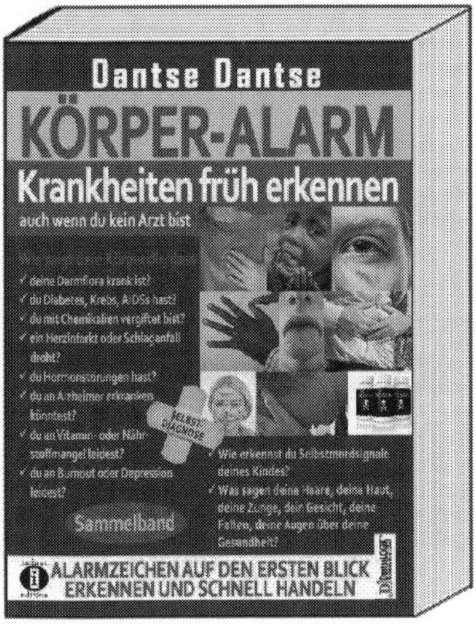

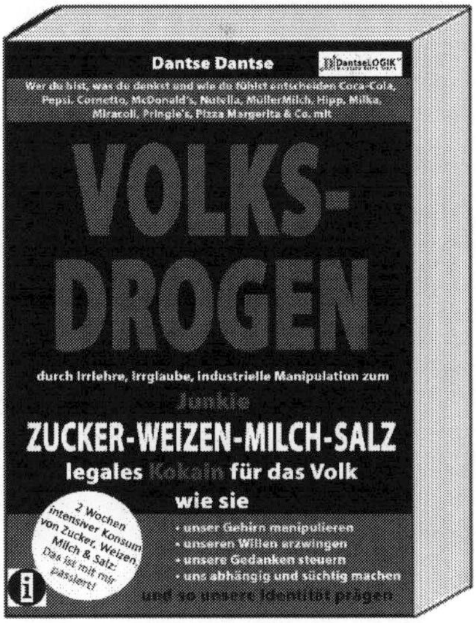

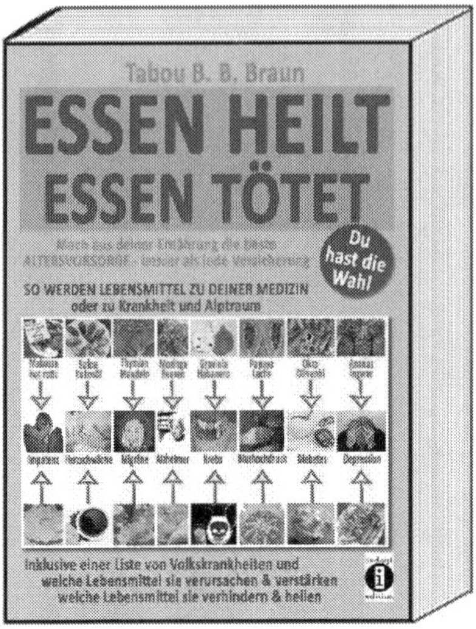
Tabou B. B. Braun
ESSEN HEILT
ESSEN TÖTET
Du hast die Wahl
SO WERDEN LEBENSMITTEL ZU DEINER MEDIZIN
oder zu Krankheit und Alptraum
Inklusive einer Liste von Volkskrankheiten und
welche Lebensmittel sie verursachen & verstärken
welche Lebensmittel sie verhindern & heilen

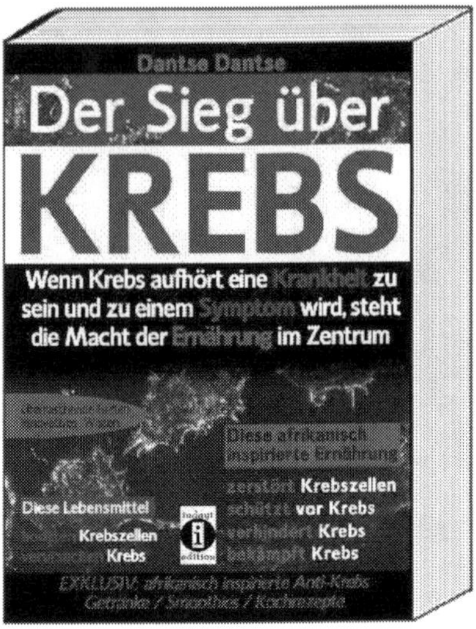
Dantse Dantse
Der Sieg über
KREBS
Wenn Krebs aufhört eine Krankheit zu sein und zu einem Symptom wird, steht die Macht der Ernährung im Zentrum
Diese afrikanisch inspirierte Ernährung
zerstört Krebszellen
schützt vor Krebs
verhindert Krebs
bekämpft Krebs
Diese Lebensmittel
Krebszellen
Krebs
EXKLUSIV: afrikanisch inspirierte Anti-Krebs Getränke / Smoothies / Kochrezepte

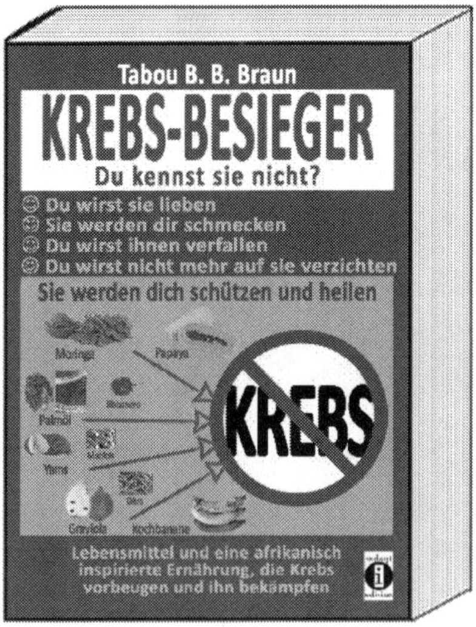
Tabou B. B. Braun
KREBS-BESIEGER
Du kennst sie nicht?
Du wirst sie lieben
Sie werden dir schmecken
Du wirst ihnen verfallen
Du wirst nicht mehr auf sie verzichten
Sie werden dich schützen und heilen
KREBS
Lebensmittel und eine afrikanisch inspirierte Ernährung, die Krebs vorbeugen und ihn bekämpfen

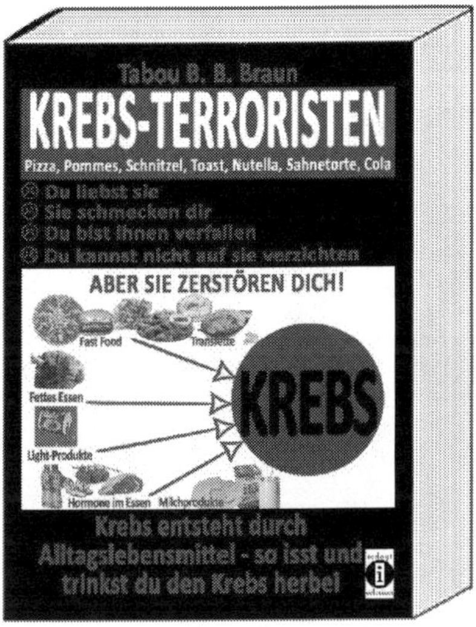
Tabou B. B. Braun
KREBS-TERRORISTEN
Pizza, Pommes, Schnitzel, Toast, Nutella, Sahnetorte, Cola
Du liebst sie
Sie schmecken dir
Du bist ihnen verfallen
Du kannst nicht auf sie verzichten
ABER SIE ZERSTÖREN DICH!
Fast Food
Fettes Essen
Light-Produkte
Hormone im Essen
Milchprodukte
KREBS
Krebs entsteht durch Alltagslebensmittel - so isst und trinkst du den Krebs herbei

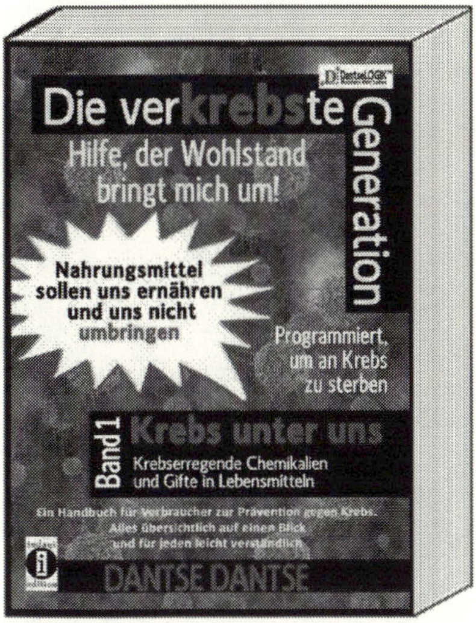
Die verkrebste Generation
Hilfe, der Wohlstand bringt mich um!
Nahrungsmittel sollen uns ernähren und uns nicht umbringen
Programmiert, um an Krebs zu sterben
Band 1 Krebs unter uns
Krebserregende Chemikalien und Gifte in Lebensmitteln
Ein Handbuch für Verbraucher zur Prävention gegen Krebs. Alles übersichtlich auf einen Blick und für jeden leicht verständlich
DANTSE DANTSE

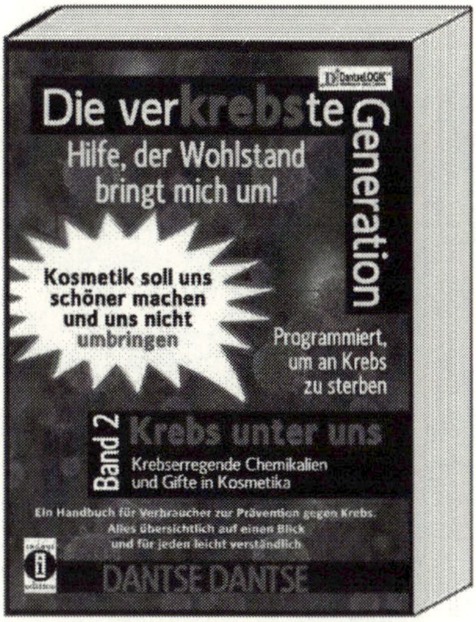
Die verkrebste Generation
Hilfe, der Wohlstand bringt mich um!
Kosmetik soll uns schöner machen und uns nicht umbringen
Programmiert, um an Krebs zu sterben
Band 2 Krebs unter uns
Krebserregende Chemikalien und Gifte in Kosmetika
Ein Handbuch für Verbraucher zur Prävention gegen Krebs. Alles übersichtlich auf einen Blick und für jeden leicht verständlich
DANTSE DANTSE

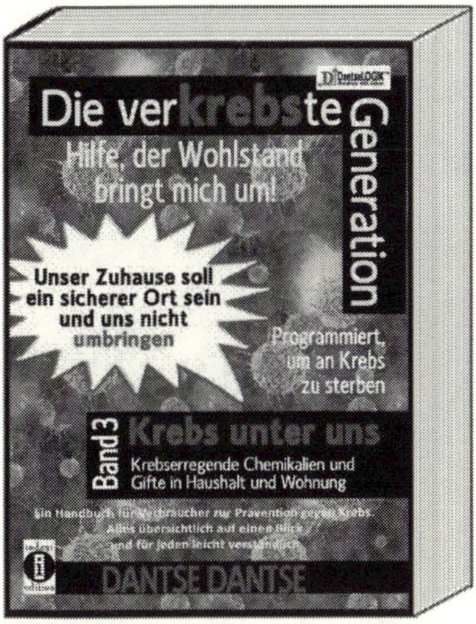
Die verkrebste Generation
Hilfe, der Wohlstand bringt mich um!
Unser Zuhause soll ein sicherer Ort sein und uns nicht umbringen
Programmiert, um an Krebs zu sterben
Band 3 Krebs unter uns
Krebserregende Chemikalien und Gifte in Haushalt und Wohnung
Ein Handbuch für Verbraucher zur Prävention gegen Krebs. Alles übersichtlich auf einen Blick und für jeden leicht verständlich
DANTSE DANTSE

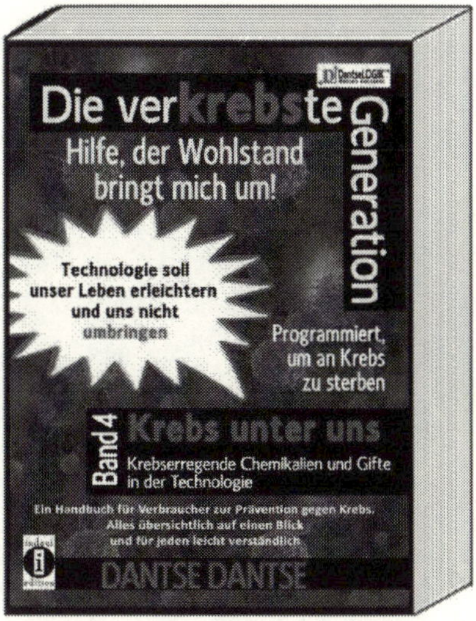
Die verkrebste Generation
Hilfe, der Wohlstand bringt mich um!
Technologie soll unser Leben erleichtern und uns nicht umbringen
Programmiert, um an Krebs zu sterben
Band 4 Krebs unter uns
Krebserregende Chemikalien und Gifte in der Technologie
Ein Handbuch für Verbraucher zur Prävention gegen Krebs. Alles übersichtlich auf einen Blick und für jeden leicht verständlich
DANTSE DANTSE

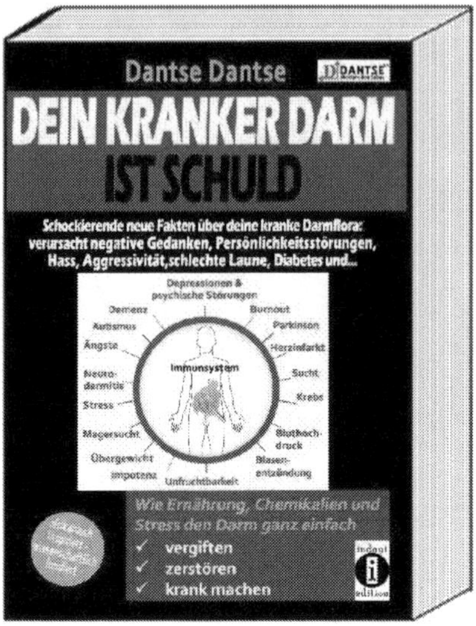
Dantse Dantse
DEIN KRANKER DARM
IST SCHULD
Schockierende neue Fakten über deine kranke Darmflora: verursacht negative Gedanken, Persönlichkeitsstörungen, Hass, Aggressivität, schlechte Laune, Diabetes und...
Wie Ernährung, Chemikalien und Stress den Darm ganz einfach
vergiften
zerstören
krank machen

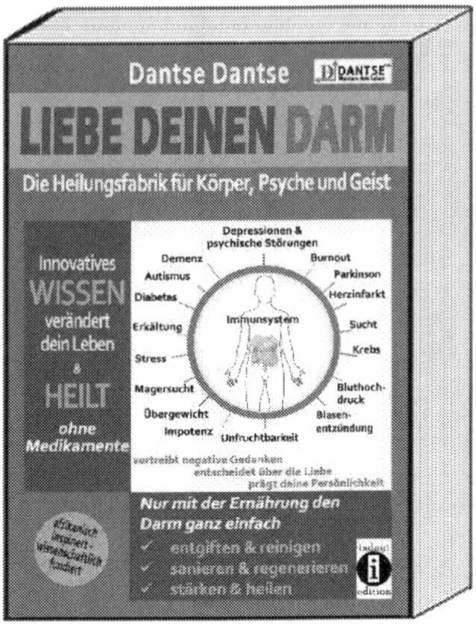
Dantse Dantse
LIEBE DEINEN DARM
Die Heilungsfabrik für Körper, Psyche und Geist
Innovatives WISSEN verändert dein Leben & HEILT ohne Medikamente
Nur mit der Ernährung den Darm ganz einfach
entgiften & reinigen
sanieren & regenerieren
stärken & heilen

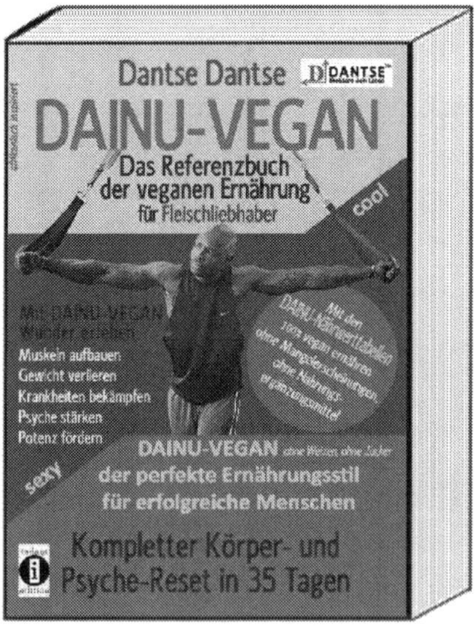
Dantse Dantse
DAINU-VEGAN
Das Referenzbuch der veganen Ernährung für Fleischliebhaber
cool
Muskeln aufbauen
Gewicht verlieren
Krankheiten bekämpfen
Psyche stärken
Potenz fördern
sexy
DAINU-VEGAN
der perfekte Ernährungsstil für erfolgreiche Menschen
Kompletter Körper- und Psyche-Reset in 35 Tagen

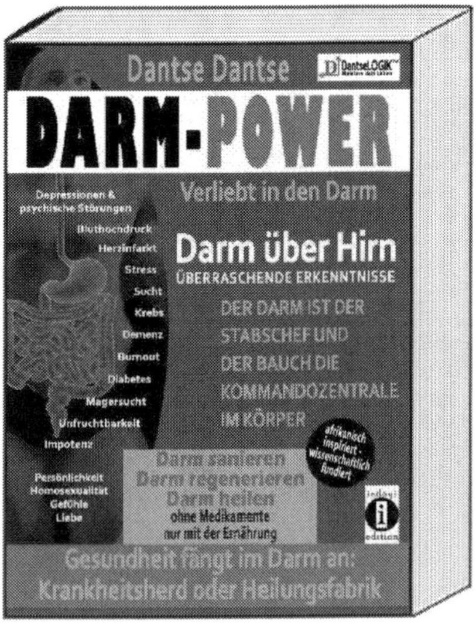
Dantse Dantse
DARM-POWER
Verliebt in den Darm
Darm über Hirn
ÜBERRASCHENDE ERKENNTNISSE
DER DARM IST DER STABSCHEF UND DER BAUCH DIE KOMMANDOZENTRALE IM KÖRPER
Darm sanieren
Darm regenerieren
Darm heilen
ohne Medikamente
nur mit der Ernährung
Gesundheit fängt im Darm an: Krankheitsherd oder Heilungsfabrik

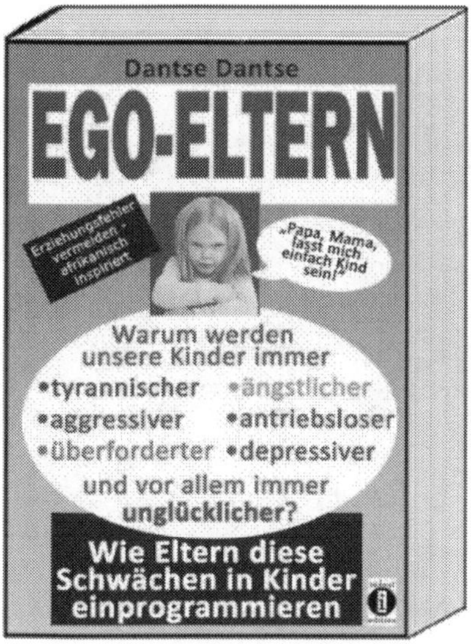
Dantse Dantse
EGO-ELTERN
Erziehungsfehler vermeiden - afrikanisch inspiriert
„Papa, Mama, lasst mich einfach Kind sein!"
Warum werden unsere Kinder immer
•tyrannischer •ängstlicher
•aggressiver •antriebsloser
•überforderter •depressiver
und vor allem immer unglücklicher?
Wie Eltern diese Schwächen in Kinder einprogrammieren

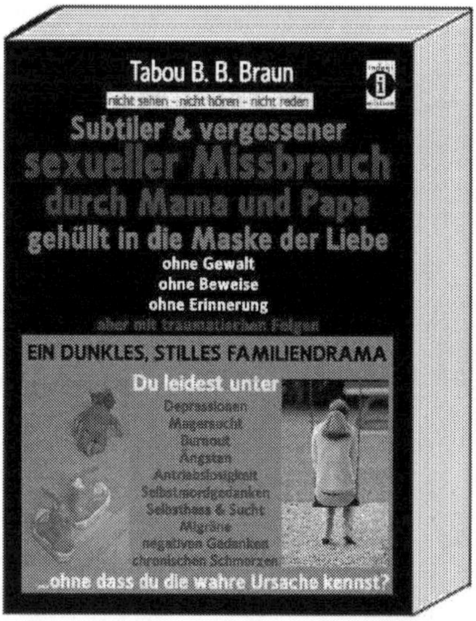
Tabou B. B. Braun
nicht sehen - nicht hören - nicht reden
Subtiler & vergessener
sexueller Missbrauch
durch Mama und Papa
gehüllt in die Maske der Liebe
ohne Gewalt
ohne Beweise
ohne Erinnerung
EIN DUNKLES, STILLES FAMILIENDRAMA
Du leidest unter
...ohne dass du die wahre Ursache kennst?

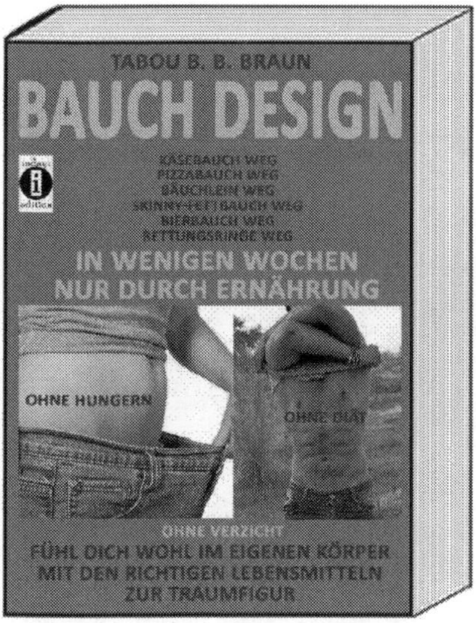
TABOU B. B. BRAUN
BAUCH DESIGN
IN WENIGEN WOCHEN
NUR DURCH ERNÄHRUNG
OHNE HUNGERN
OHNE VERZICHT
FÜHL DICH WOHL IM EIGENEN KÖRPER
MIT DEN RICHTIGEN LEBENSMITTELN
ZUR TRAUMFIGUR

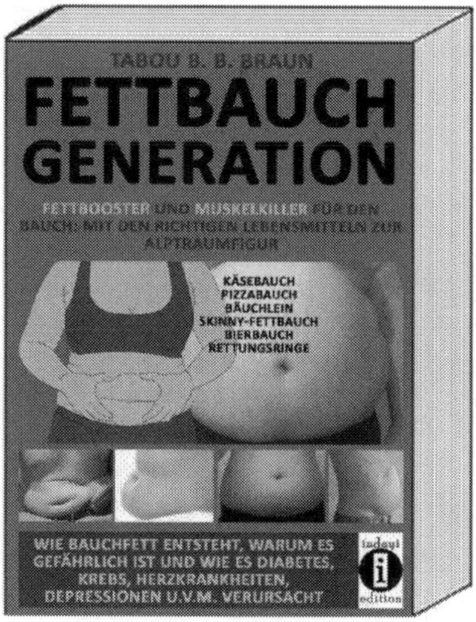
TABOU B. B. BRAUN
FETTBAUCH
GENERATION
FETTBOOSTER UND MUSKELKILLER FÜR DEN BAUCH: MIT DEN RICHTIGEN LEBENSMITTELN ZUR ALPTRAUMFIGUR
KÄSEBAUCH
PIZZABAUCH
BÄUCHLEIN
SKINNY-FETTBAUCH
BIERBAUCH
RETTUNGSRINGE
WIE BAUCHFETT ENTSTEHT, WARUM ES GEFÄHRLICH IST UND WIE ES DIABETES, KREBS, HERZKRANKHEITEN, DEPRESSIONEN U.V.M. VERURSACHT

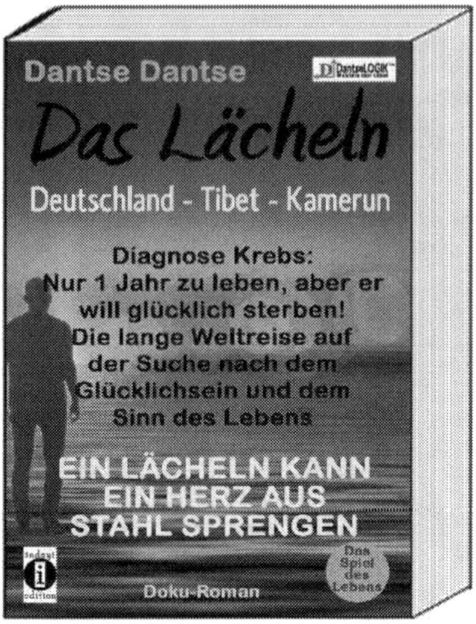
Dantse Dantse
Das Lächeln
Deutschland - Tibet - Kamerun
Diagnose Krebs:
Nur 1 Jahr zu leben, aber er will glücklich sterben!
Die lange Weltreise auf der Suche nach dem Glücklichsein und dem Sinn des Lebens
EIN LÄCHELN KANN EIN HERZ AUS STAHL SPRENGEN
Das Spiel des Lebens
Doku-Roman

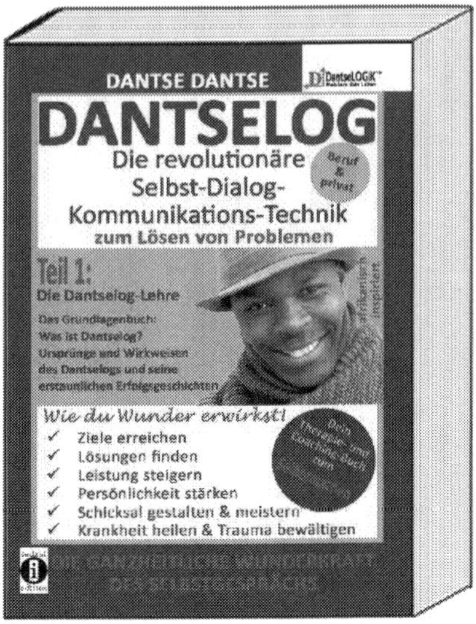
DANTSE DANTSE
DANTSELOG
Die revolutionäre Selbst-Dialog-Kommunikations-Technik
zum Lösen von Problemen
Beruf & privat
Teil 1:
Die Dantselog-Lehre
Wie du Wunder erwirkst!
Ziele erreichen
Lösungen finden
Leistung steigern
Persönlichkeit stärken
Schicksal gestalten & meistern
Krankheit heilen & Trauma bewältigen

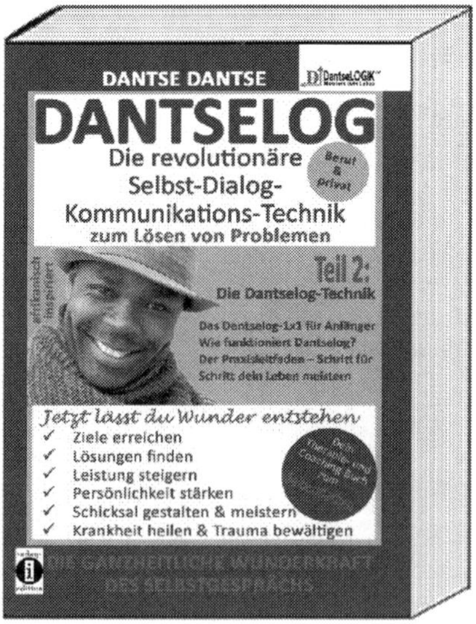
DANTSE DANTSE
DANTSELOG
Die revolutionäre Selbst-Dialog-Kommunikations-Technik
zum Lösen von Problemen
Beruf & privat
Teil 2:
Die Dantselog-Technik
Jetzt lässt du Wunder entstehen
Ziele erreichen
Lösungen finden
Leistung steigern
Persönlichkeit stärken
Schicksal gestalten & meistern
Krankheit heilen & Trauma bewältigen

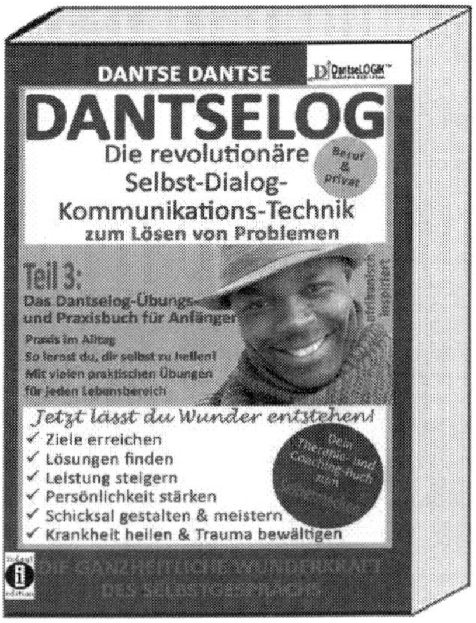
DANTSE DANTSE
DANTSELOG
Die revolutionäre Selbst-Dialog-Kommunikations-Technik
zum Lösen von Problemen
Beruf & privat
Teil 3:
Das Dantselog-Übungs- und Praxisbuch für Anfänger
Jetzt lässt du Wunder entstehen!
Ziele erreichen
Lösungen finden
Leistung steigern
Persönlichkeit stärken
Schicksal gestalten & meistern
Krankheit heilen & Trauma bewältigen

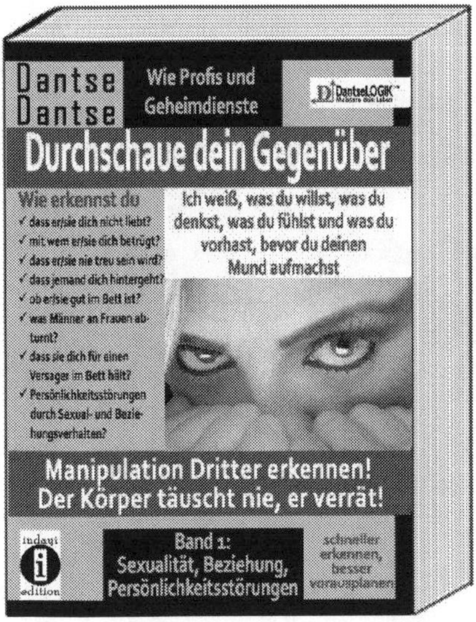
Dantse Dantse
Wie Profis und Geheimdienste
DantseLOGIK™
Durchschaue dein Gegenüber
Wie erkennst du
✓ dass er/sie dich nicht liebt?
✓ mit wem er/sie dich betrügt?
✓ dass er/sie nie treu sein wird?
✓ dass jemand dich hintergeht?
✓ ob er/sie gut im Bett ist?
✓ was Männer an Frauen abturnt?
✓ dass sie dich für einen Versager im Bett hält?
✓ Persönlichkeitsstörungen durch Sexual- und Beziehungsverhalten?
Ich weiß, was du willst, was du denkst, was du fühlst und was du vorhast, bevor du deinen Mund aufmachst
Manipulation Dritter erkennen!
Der Körper täuscht nie, er verrät!
indayi edition
Band 1: Sexualität, Beziehung, Persönlichkeitsstörungen
schneller erkennen, besser vorausplanen

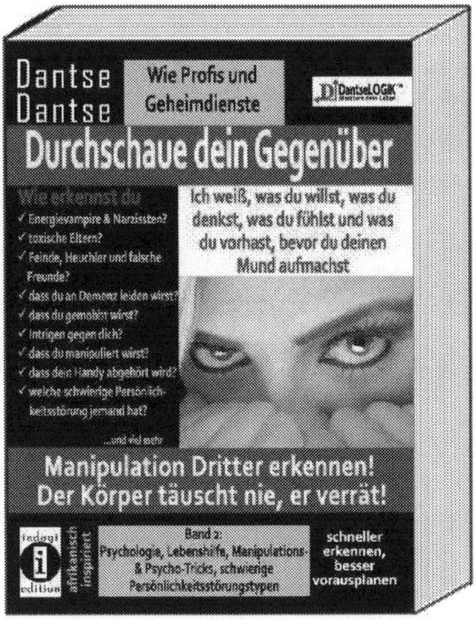
Dantse Dantse
Wie Profis und Geheimdienste
DantseLOGIK™
Durchschaue dein Gegenüber
Wie erkennst du
✓ Energievampire & Narzissten?
✓ toxische Eltern?
✓ Feinde, Heuchler und falsche Freunde?
✓ dass du an Demenz leiden wirst?
✓ dass du gemobbt wirst?
✓ Intrigen gegen dich?
✓ dass du manipuliert wirst?
✓ dass dein Handy abgehört wird?
✓ welche schwierige Persönlichkeitsstörung jemand hat?
...und viel mehr
Ich weiß, was du willst, was du denkst, was du fühlst und was du vorhast, bevor du deinen Mund aufmachst
Manipulation Dritter erkennen!
Der Körper täuscht nie, er verrät!
indayi edition
afrikanisch inspiriert
Band 2: Psychologie, Lebenshilfe, Manipulations- & Psycho-Tricks, schwierige Persönlichkeitsstörungstypen
schneller erkennen, besser vorausplanen

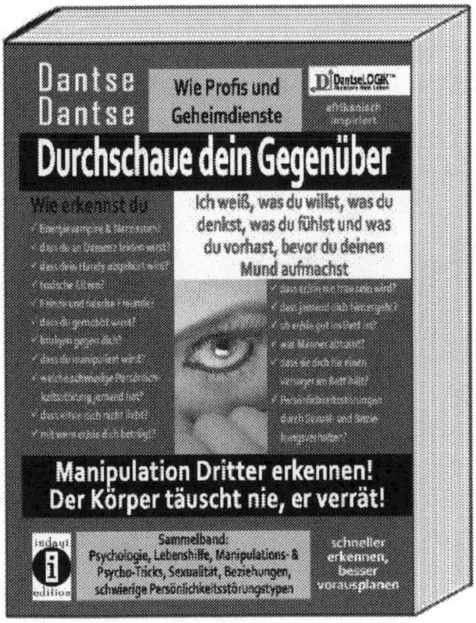
Dantse Dantse
Wie Profis und Geheimdienste
DantseLOGIK™
afrikanisch inspiriert
Durchschaue dein Gegenüber
Wie erkennst du
Ich weiß, was du willst, was du denkst, was du fühlst und was du vorhast, bevor du deinen Mund aufmachst
Manipulation Dritter erkennen!
Der Körper täuscht nie, er verrät!
indayi edition
Sammelband: Psychologie, Lebenshilfe, Manipulations- & Psycho-Tricks, Sexualität, Beziehungen, schwierige Persönlichkeitsstörungstypen
schneller erkennen, besser vorausplanen

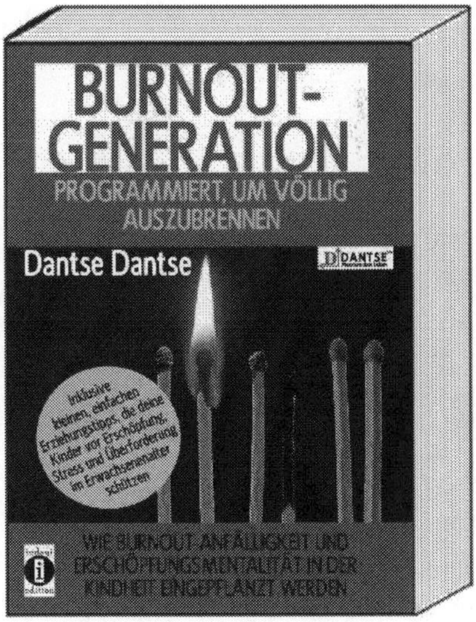
BURNOUT-GENERATION
PROGRAMMIERT, UM VÖLLIG AUSZUBRENNEN
Dantse Dantse
DANTSE
Inklusive kleinen, einfachen Erziehungstipps, die deine Kinder vor Erschöpfung, Stress und Überforderung im Erwachsenenalter schützen
indayi edition
WIE BURNOUT-ANFÄLLIGKEIT UND ERSCHÖPFUNGSMENTALITÄT IN DER KINDHEIT EINGEPFLANZT WERDEN

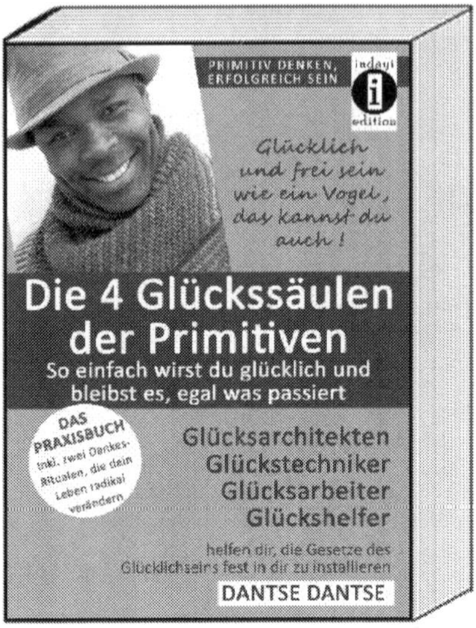
PRIMITIV DENKEN, ERFOLGREICH SEIN
Glücklich und frei sein wie ein Vogel, das kannst du auch !
Die 4 Glückssäulen der Primitiven
So einfach wirst du glücklich und bleibst es, egal was passiert
DAS PRAXISBUCH
Glücksarchitekten
Glückstechniker
Glücksarbeiter
Glückshelfer
helfen dir, die Gesetze des Glücklichseins fest in dir zu installieren
DANTSE DANTSE

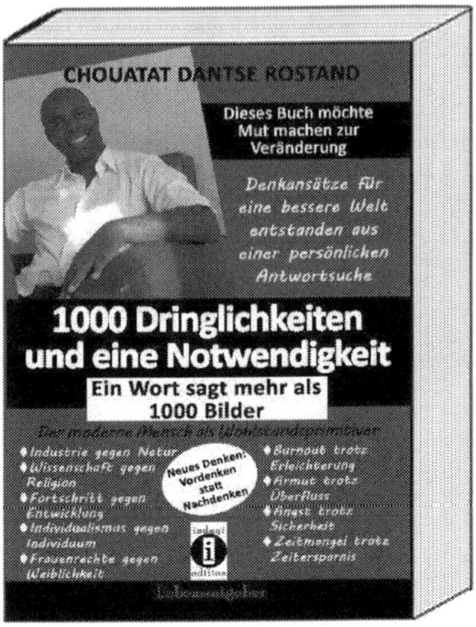
CHOUATAT DANTSE ROSTAND
Dieses Buch möchte Mut machen zur Veränderung
Denkansätze für eine bessere Welt entstanden aus einer persönlichen Antwortsuche
1000 Dringlichkeiten und eine Notwendigkeit
Ein Wort sagt mehr als 1000 Bilder
Neues Denken: Vordenken statt Nachdenken

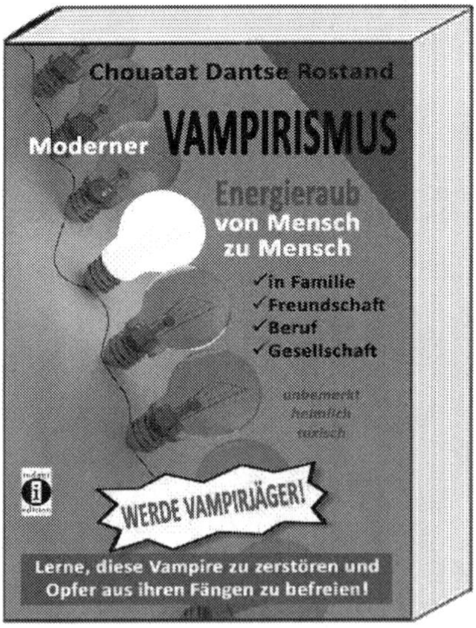
Chouatat Dantse Rostand
Moderner VAMPIRISMUS
Energieraub von Mensch zu Mensch
✓in Familie
✓Freundschaft
✓Beruf
✓Gesellschaft
WERDE VAMPIRJÄGER!
Lerne, diese Vampire zu zerstören und Opfer aus ihren Fängen zu befreien!

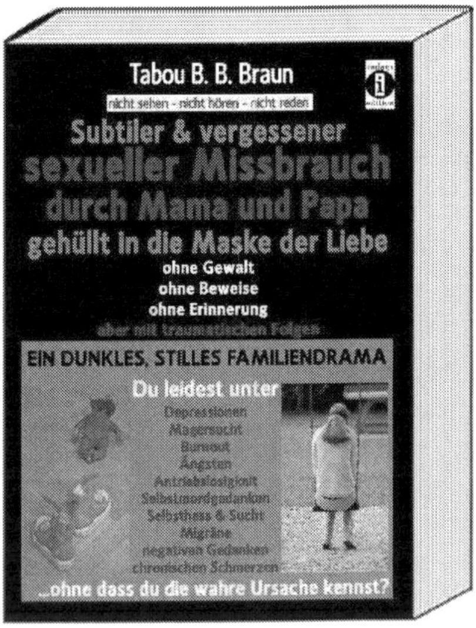
Tabou B. B. Braun
nicht sehen - nicht hören - nicht reden
Subtiler & vergessener sexueller Missbrauch durch Mama und Papa
gehüllt in die Maske der Liebe
ohne Gewalt
ohne Beweise
ohne Erinnerung
EIN DUNKLES, STILLES FAMILIENDRAMA
Du leidest unter
...ohne dass du die wahre Ursache kennst?

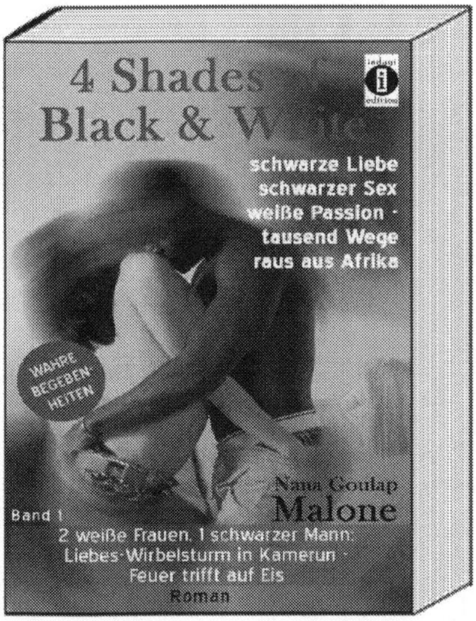
4 Shades of
Black & White
schwarze Liebe
schwarzer Sex
weiße Passion -
tausend Wege
raus aus Afrika
WAHRE BEGEBENHEITEN
Nana Goulap
Malone
Band 1
2 weiße Frauen, 1 schwarzer Mann:
Liebes-Wirbelsturm in Kamerun -
Feuer trifft auf Eis
Roman

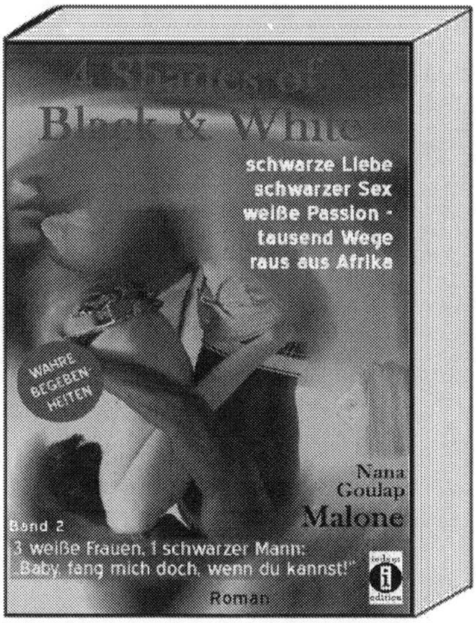
schwarze Liebe
schwarzer Sex
weiße Passion -
tausend Wege
raus aus Afrika
WAHRE BEGEBENHEITEN
Nana
Goulap
Malone
Band 2
3 weiße Frauen, 1 schwarzer Mann:
„Baby, fang mich doch, wenn du kannst!"
Roman

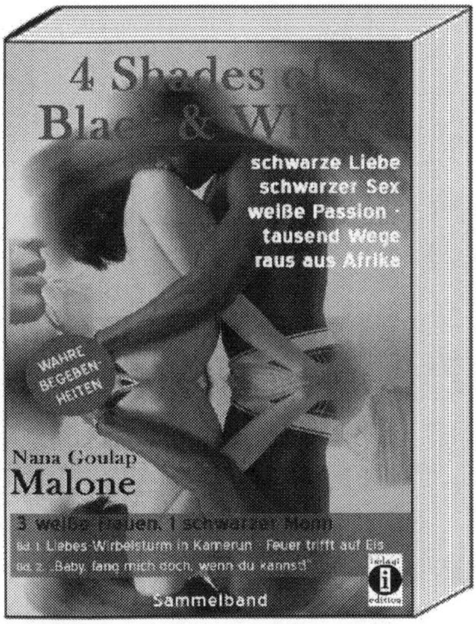
schwarze Liebe
schwarzer Sex
weiße Passion -
tausend Wege
raus aus Afrika
WAHRE BEGEBENHEITEN
Nana Goulap
Malone
Bd 1 Liebes-Wirbelsturm in Kamerun - Feuer trifft auf Eis
Bd 2 „Baby, fang mich doch, wenn du kannst"
Sammelband

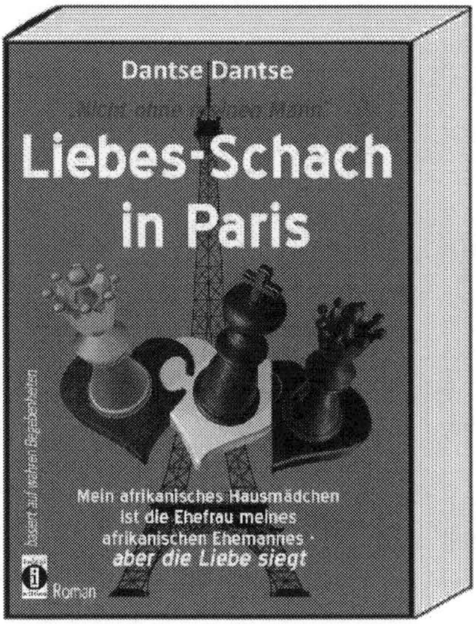
Dantse Dantse
Liebes-Schach
in Paris
Mein afrikanisches Hausmädchen
ist die Ehefrau meines
afrikanischen Ehemannes -
aber die Liebe siegt
basiert auf wahren Begebenheiten
Roman

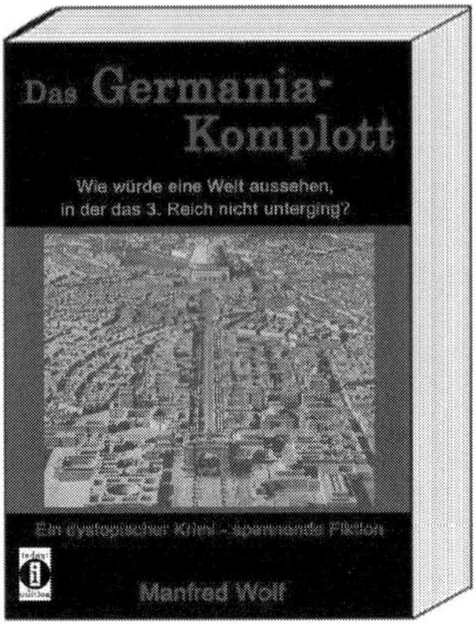
Das Germania-Komplott
Wie würde eine Welt aussehen, in der das 3. Reich nicht unterging?
Ein dystopischer Krimi - spannende Fiktion
Manfred Wolf

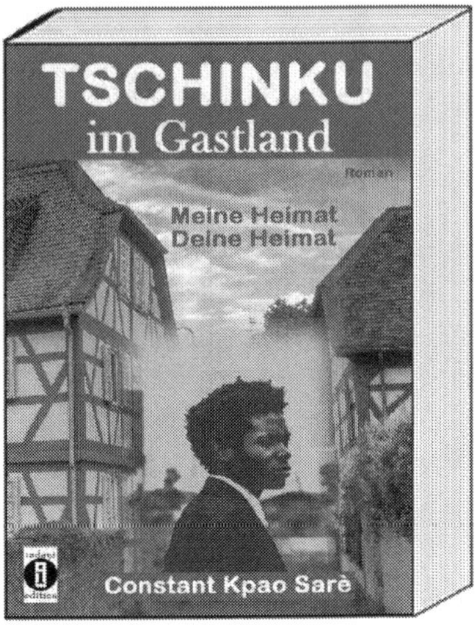
TSCHINKU
im Gastland
Roman
Meine Heimat
Deine Heimat
Constant Kpao Sarè

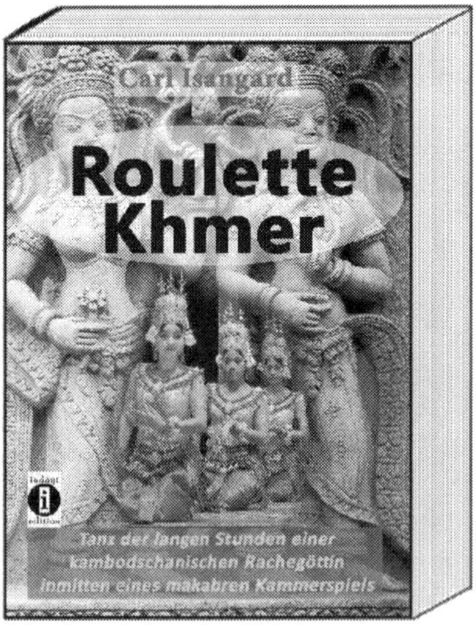
Carl Isangard
Roulette
Khmer
Tanz der langen Stunden einer kambodschanischen Rachegöttin inmitten eines makabren Kammerspiels

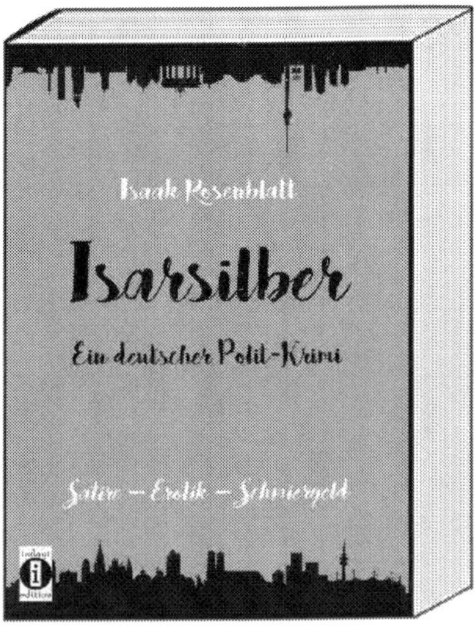
Isaak Rosenblatt
Isarsilber
Ein deutscher Polit-Krimi
Satire – Erotik – Schmiergeld

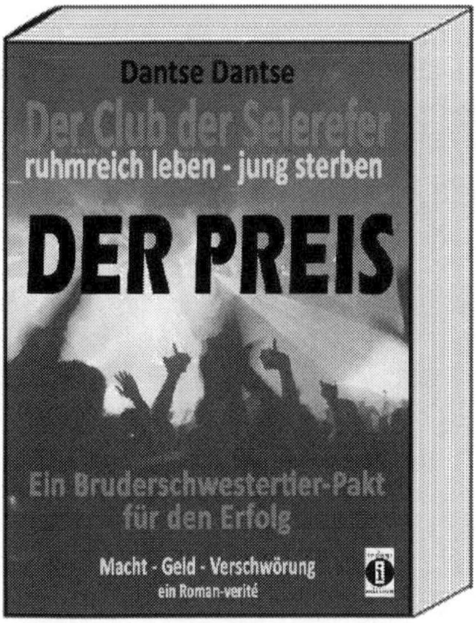
Dantse Dantse
Der Club der Selerefer
ruhmreich leben - jung sterben
DER PREIS
Ein Bruderschwestertier-Pakt für den Erfolg
Macht - Geld - Verschwörung
ein Roman-verité

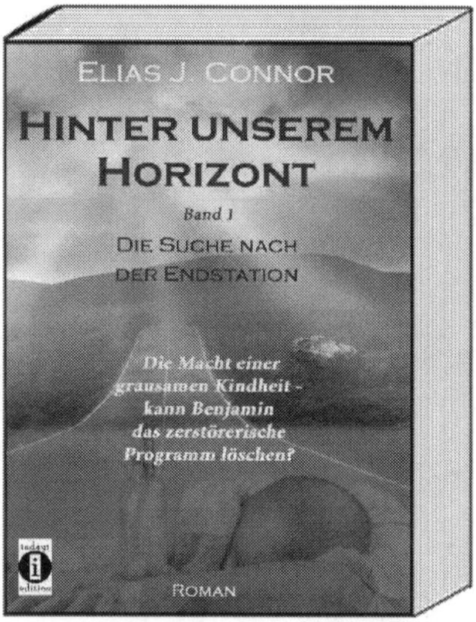
ELIAS J. CONNOR
HINTER UNSEREM HORIZONT
Band 1
DIE SUCHE NACH DER ENDSTATION
Die Macht einer grausamen Kindheit - kann Benjamin das zerstörerische Programm löschen?
ROMAN

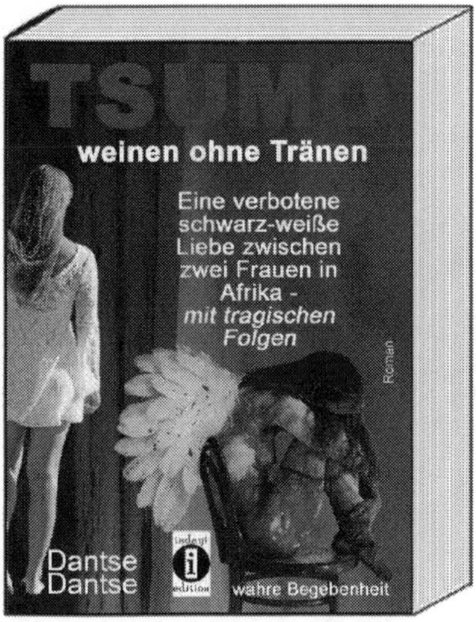
TSUMO
weinen ohne Tränen
Eine verbotene schwarz-weiße Liebe zwischen zwei Frauen in Afrika - mit tragischen Folgen
Roman
Dantse Dantse
wahre Begebenheit

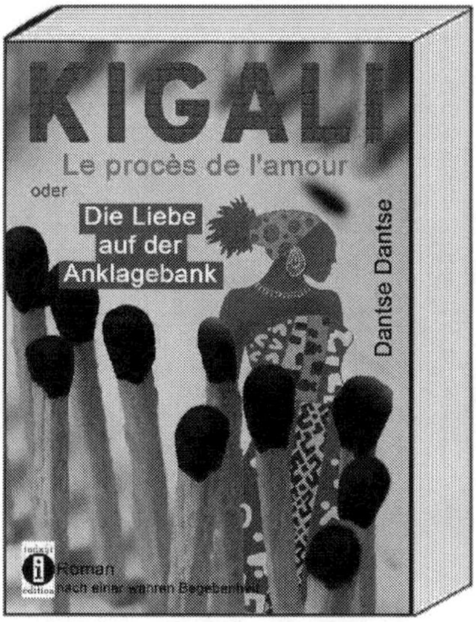
KIGALI
Le procès de l'amour
oder
Die Liebe auf der Anklagebank
Dantse Dantse
Roman

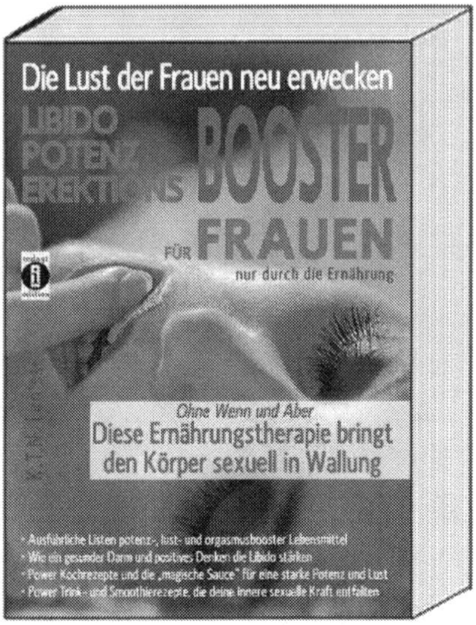
Die Lust der Frauen neu erwecken
LIBIDO
POTENZ
EREKTIONS BOOSTER
FÜR FRAUEN
nur durch die Ernährung
Ohne Wenn und Aber
Diese Ernährungstherapie bringt den Körper sexuell in Wallung
• Ausführliche Listen potenz-, lust- und orgasmusbooster Lebensmittel
• Wie ein gesunder Darm und positives Denken die Libido stärken
• Power Kochrezepte und die „magische Sauce" für eine starke Potenz und Lust
• Power Trink- und Smoothierezepte, die deine innere sexuelle Kraft entfalten

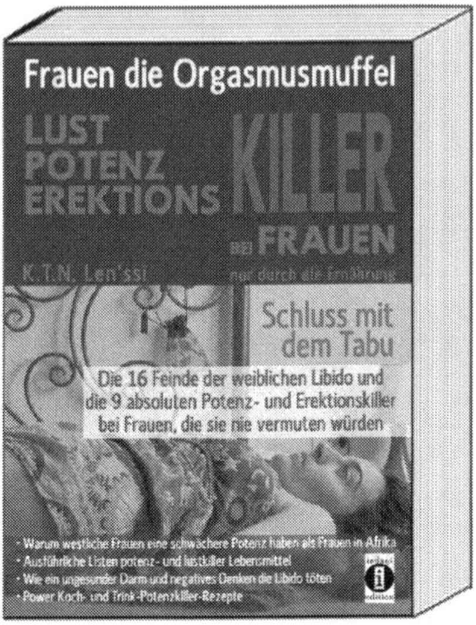
Frauen die Orgasmusmuffel
LUST
POTENZ
EREKTIONS KILLER
BEI FRAUEN
K.T.N. Len'ssi
nur durch die Ernährung
Schluss mit dem Tabu
Die 16 Feinde der weiblichen Libido und die 9 absoluten Potenz- und Erektionskiller bei Frauen, die sie nie vermuten würden
• Warum westliche Frauen eine schwächere Potenz haben als Frauen in Afrika
• Ausführliche Listen potenz- und lustkiller Lebensmittel
• Wie ein ungesunder Darm und negatives Denken die Libido töten
• Power Koch- und Trink-Potenzkiller-Rezepte

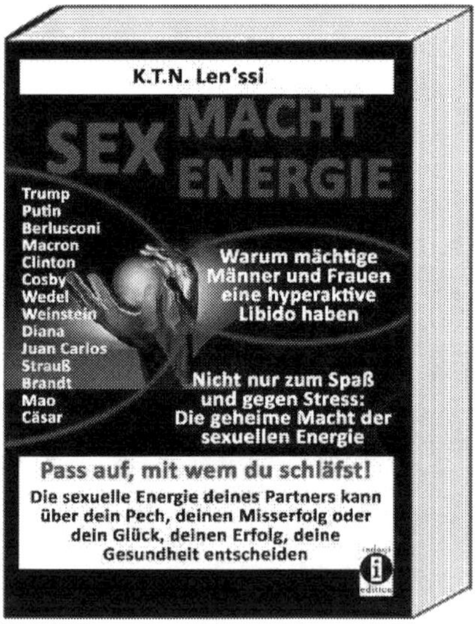
K.T.N. Len'ssi
SEX MACHT ENERGIE
Trump
Putin
Berlusconi
Macron
Clinton
Cosby
Wedel
Weinstein
Diana
Juan Carlos
Strauß
Brandt
Mao
Cäsar
Warum mächtige Männer und Frauen eine hyperaktive Libido haben
Nicht nur zum Spaß und gegen Stress: Die geheime Macht der sexuellen Energie
Pass auf, mit wem du schläfst!
Die sexuelle Energie deines Partners kann über dein Pech, deinen Misserfolg oder dein Glück, deinen Erfolg, deine Gesundheit entscheiden

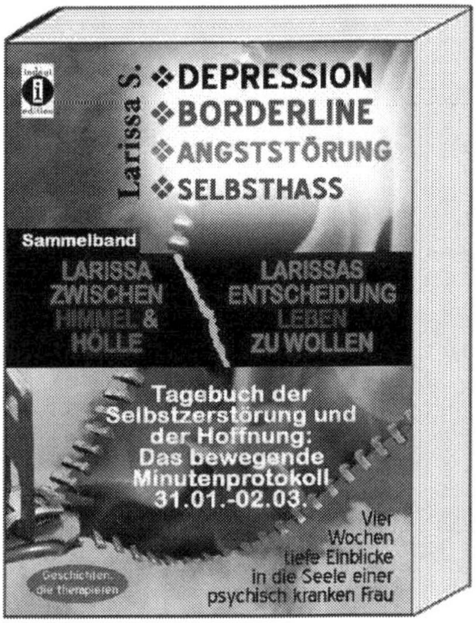
Larissa S.
DEPRESSION
BORDERLINE
ANGSTSTÖRUNG
SELBSTHASS
Sammelband
LARISSA ZWISCHEN HIMMEL & HÖLLE
LARISSAS ENTSCHEIDUNG LEBEN ZU WOLLEN
Tagebuch der Selbstzerstörung und der Hoffnung: Das bewegende Minutenprotokoll 31.01.-02.03.
Vier Wochen tiefe Einblicke in die Seele einer psychisch kranken Frau
Geschichten, die therapieren

Made in the USA
Las Vegas, NV
22 March 2026

44054515R00169